シリーズ編集　**中井俊樹**　愛媛大学教育・学生支援機構　教授

看護教育実践シリーズ 2

授業設計と教育評価

編集　**中井俊樹**　愛媛大学教育・学生支援機構　教授
　　　服部律子　奈良学園大学保健医療学部看護学科　教授

医学書院

〈看護教育実践シリーズ〉2
授業設計と教育評価

発　行	2018年3月1日　第1版第1刷Ⓒ
	2020年3月15日　第1版第2刷

シリーズ編集　中井俊樹(なかいとしき)

編　集　　中井俊樹(なかいとしき)・服部律子(はっとりりつこ)

発行者　　株式会社　医学書院
　　　　　代表取締役　金原　俊
　　　　　〒113-8719　東京都文京区本郷1-28-23
　　　　　電話　03-3817-5600(社内案内)

印刷・製本　三美印刷

本書の複製権・翻訳権・上映権・譲渡権・貸与権・公衆送信権(送信可能化権を含む)は株式会社医学書院が保有します.

ISBN978-4-260-03544-6

本書を無断で複製する行為(複写,スキャン,デジタルデータ化など)は,「私的使用のための複製」など著作権法上の限られた例外を除き禁じられています.大学,病院,診療所,企業などにおいて,業務上使用する目的(診療,研究活動を含む)で上記の行為を行うことは,その使用範囲が内部的であっても,私的使用には該当せず,違法です.また私的使用に該当する場合であっても,代行業者等の第三者に依頼して上記の行為を行うことは違法となります.

JCOPY 〈出版者著作権管理機構　委託出版物〉
本書の無断複製は著作権法上での例外を除き禁じられています.複製される場合は,そのつど事前に,出版者著作権管理機構(電話 03-5244-5088,FAX 03-5244-5089,info@jcopy.or.jp)の許諾を得てください.

「看護教育実践シリーズ」刊行にあたって

　看護教員を対象とした研修を担当すると，参加者の教育に対する情熱に圧倒されることがあります。学生が就職してからも困らないように，教室の内外においてさまざまな試行錯誤をしていることがわかります。教育に対する思いや情熱は最も重要なのかもしれません。しかし，思いや情熱だけでは効果的に教育することはできません。

　「看護教育実践シリーズ」は，看護教育に求められる知識と技能を教育学を専門とする教員が中心となって体系的に提示することで，よりよい授業をしたいと考える看護教員を総合的に支援しようとするものです。つまり，教育学という観点から，看護教員の情熱をどのように学生に注げばよいのかを具体的にまとめたものです。

　読者として想定しているのは，第一に看護学生を指導する教員です。加えて，看護教員を目指す方，看護教員の研修を担当する方，病院で看護学生を指導する方にも役立つと考えています。看護分野の授業文脈で内容はまとめられていますが，他分野の医療職教育などにかかわる方にとっても役立つ内容が含まれています。

　看護教育のシリーズ本はこれまでにも刊行されてきました。医学書院で刊行された「わかる授業をつくる看護教育技法」や「看護教育講座」のように看護教育の方法を体系的にまとめたシリーズ本です。これらは，看護教員の教育実践の質を高めることに大きく寄与しました。本シリーズは，これらの貴重な成果を踏まえ，近年の教育学や看護教育学の理論と実践の進展に対応することで，新たな形にまとめたものです。

　本シリーズは全5巻で構成されています。『1 教育と学習の原理』『2 授業設計と教育評価』『3 授業方法の基礎』『4 アクティブラーニングの活用』『5 体験学習の展開』です。それぞれが，1冊の書籍としても読めるようになっていますが，全5巻を通して読むことによって看護教育の重要な内容を総合的に理解できます。

本シリーズを作成するにあたって，各巻の全執筆者との間で執筆の指針として共有したことが3点あります．第一に，内容が実践に役立つことです．読んだ後に授業で試してみたいと思うような具体的な内容を多数盛り込むようにしました．第二に，内容が体系的であることです．シリーズ全体において，看護教育にかかわる重要な内容を整理してまとめました．第三に，内容が読みやすいことです．幅広い読者層を念頭に，できるだけわかりやすく書くことを心がけました．つまり，役立つという点では良質な実用書であり，網羅するという点では良質な事典であり，読みやすいという点では良質な物語であるようなシリーズを提供したいと考えて作成しました．

　本シリーズが多くの読者に読まれ，読者のもつさまざまな課題を解決し，看護教育の質を向上させる取り組みが広がっていくことを願っています．

「看護教育実践シリーズ」編集　中井俊樹

はじめに

　本書の特徴は，授業設計，教育評価，授業改善という 3 つの重要な要素を 1 冊にまとめていることです。授業設計，教育評価，授業改善はそれぞれで 1 冊の書籍になりえるほどの大きなテーマですが，この 3 つの要素が密接に関連しているため 1 冊にまとめることにしました。

　まず，授業設計には，学生の学習をどのように評価するのかという教育評価の視点が重要になります。そして，教育評価は授業の学習目標に沿って適切な基準と方法を選択する必要があり，授業設計の段階からその評価の基準と方法を十分検討しなければなりません。したがって，授業設計と教育評価は切り離せないということです。また，教育評価は単に学生の学習を評価するためだけでなく，教員自身の授業の進め方を評価し改善するためにも活用されることから，教育評価が授業改善に影響してきます。さらに，授業改善は以後の授業設計に反映されます。つまり，授業設計，教育評価，授業改善の 3 つの要素は，授業全体の PDCA サイクルの重要な役割を担い，相互に密接にかかわっているのです。そのことを示すために本書でまとめて解説することにしました。

　また，本書を通して大切にしているのは授業をコースとしてとらえる視点です。コースは 15 回などから構成される授業全体であり，シラバスを作成し成績を判定する単位です。看護教育の分野では，90 分の各回の授業の計画を授業設計と呼ぶ文献が多くみられます。しかし，本書がコースの視点で授業を設計し，改善することに重点をおいたのは，90 分の授業の設計と比較して，15 回分の授業全体の設計のほうがはるかに難しいからです。単に学習時間が長くなることによって設計がより難しくなるだけでなく，カリキュラムや学生の実態にあわせて学習目標をどのように設定するのか，授業時間外の学習をどのように設計するのか，成績評価の基準と方法をどのように設計するのかなどの授業全体のマネジメントを検討しなければならないからです。

本書は，自身の授業をよりよくしたいと考える教員に向けて，授業設計，教育評価，授業改善の3つの視点から効果的な指針と具体例を提供するものです．実践に役立つように，さまざまな工夫を記し，看護教育の具体例を組み込みましたが，すべてを一度に授業に取り入れる必要はありません．まずは自分の授業で試してみたいと思う内容から少しずつ取り入れてください．そして，その効果を授業のなかで確認してください．このような試行錯誤をするなかで授業は改善されるものです．

　本書の刊行にあたり，多くの方々からご協力をいただきました．青芝映美氏(河原医療大学校)，吾郷美奈恵氏(島根県立大学)，内村美子氏(九州医療センター附属福岡看護助産学校)，岡多枝子氏(人間環境大学)，片上貴久美氏(愛媛大学)，川原千香子氏(愛知医科大学)，齋藤希望氏(愛媛大学)，白鳥さつき氏(愛知医科大学)，新原将義氏(徳島大学)，高橋平徳氏(愛媛大学)，寺尾奈歩子氏(愛媛大学)，豊場沢子氏(中京病院附属看護専門学校)，内藤知佐子氏(京都大学医学部附属病院)，成瀬尚志氏(長崎大学)，野本ひさ氏(愛媛大学)，増永悦子氏(一宮研伸大学)，水戸優子氏(神奈川県立保健福祉大学)，森千鶴氏(筑波大学)，山下奈緒子氏(愛媛大学)，横山千津子氏(松山看護専門学校)には，本書の草稿段階において貴重なアドバイスや各種資料を提供していただきました．また，宮崎裕子氏および野村夏奈氏(愛媛大学医学部看護学科学生)には，資料の作成や書式の統一などにご協力いただきました．そして，医学書院の藤居尚子氏，木下和治氏，大野学氏には，本書の企画のきっかけをいただいただけでなく，何度も松山まで足を運んでいただき，多岐にわたる有益なアドバイスを伺うことができました．この場をお借りして，ご協力いただいた皆さまに御礼申し上げます．

2018年2月

編者　中井俊樹・服部律子

本書の構成と使い方

　本書は 3 部と付録から構成されています。第 1 部から順に読んでいくことを想定して書いていますが，自分の関心のあるところから読むという使い方もできます。どの章においても内容が章のなかで完結するように心がけて執筆しました。それぞれの内容は以下のようになっています。

　第 1 部では，授業を設計する意義と具体的な方法について理解を深めます。授業設計がなぜ重要であるのかを理解したうえで，学習目標の設定，学習活動の配列，シラバスの作成，複数教員による授業設計の方法を身につけます。

　第 2 部では，教育評価の特徴と具体的な方法について理解を深めます。教育評価にはどのような特徴があるのかを理解したうえで，筆記テストによる評価，実技テストによる評価，学生の成果物による評価の方法を習得します。さらに，チェックリストやルーブリックなどのツールによる評価基準の可視化の方法を身につけます。

　第 3 部では，授業を改善する方法を習得します。自分自身の授業を振り返り授業を改善していく手順を理解したうえで，さまざまな授業改善の方法を身につけます。

　付録では，授業に役立つ資料をまとめています。初回配付用シラバスの例，授業評価アンケートのシートの例，ティーチングポートフォリオの例が掲載されています。また，本文中で**シラバス**🗝のように右肩に🗝がつけられた用語については，巻末の用語集にその用語の解説を記しています。

目次

「看護教育実践シリーズ」刊行にあたって・・・・・・・・・・・・・・・・・・・・・・・・・・・・・・・・・iii
はじめに・・・v
本書の構成と使い方・・vii

第1部 授業設計の意義と方法 ― 1

1章 授業設計とその意義を理解する ― 2

- **1 授業は設計から始まる**・・・2
  - **1** 授業は段取り八分・・・・・・・・・・・・・・・・・・・・・・・・・・・・・・・・・・・・・・・2
  - **2** 授業設計を理解する・・・・・・・・・・・・・・・・・・・・・・・・・・・・・・・・・・・・・2
  - **3** 設計をシラバスで表現する・・・・・・・・・・・・・・・・・・・・・・・・・・・・・・3
- **2 設計で授業の質が高まる**・・・・・・・・・・・・・・・・・・・・・・・・・・・・・・・・・・・・・・4
  - **1** カリキュラムに沿った授業になる・・・・・・・・・・・・・・・・・・・・・・・・・4
  - **2** 学生にあった授業になる・・・・・・・・・・・・・・・・・・・・・・・・・・・・・・・・4
  - **3** 目標，方法，評価が整合性をもつ・・・・・・・・・・・・・・・・・・・・・・・・5
  - **4** 設計することで柔軟に対応できる・・・・・・・・・・・・・・・・・・・・・・・・6
- **3 授業設計を明示する意義を理解する**・・・・・・・・・・・・・・・・・・・・・・・・・・・・6
  - **1** 学生の学習の指針になる・・・・・・・・・・・・・・・・・・・・・・・・・・・・・・・・6
  - **2** 教員にとって意義がある・・・・・・・・・・・・・・・・・・・・・・・・・・・・・・・・7
  - **3** 教育機関にとって意義がある・・・・・・・・・・・・・・・・・・・・・・・・・・・・9
- **4 授業設計の方法と課題を理解する**・・・・・・・・・・・・・・・・・・・・・・・・・・・・・10
  - **1** 授業設計の理論的背景を理解する・・・・・・・・・・・・・・・・・・・・・・・10
  - **2** 逆向きに設計する・・・・・・・・・・・・・・・・・・・・・・・・・・・・・・・・・・・・11
  - **3** 教員の陥りやすい失敗を理解する・・・・・・・・・・・・・・・・・・・・・・・12

2章 授業の学習目標を設定する ― 14

1 学習目標を設定する意義を理解する … 14
1. 学習目標によって授業内容が決まる … 14
2. 学習目標は学生の指針となる … 14
3. 学習目標は学習意欲を向上させる … 15
4. 学習目標によって評価が可能になる … 16

2 学習目標の種類を理解する … 17
1. 到達目標と方向目標を理解する … 17
2. 領域別の学習目標を理解する … 18
3. 認知領域の学習目標を理解する … 19
4. 情意領域の学習目標を理解する … 20
5. 精神運動領域の学習目標を理解する … 20

3 学習目標を検討する … 21
1. 学習目標の設定には考慮すべき視点が多い … 21
2. カリキュラムの視点から検討する … 22
3. 専門家の視点から検討する … 23
4. 学生の視点から検討する … 25

4 学習目標を精選する … 26
1. 学習目標を列記する … 26
2. 優先順位をつける … 27
3. 実行可能かどうかを確認する … 27
4. 学習目標を適切な数に集約する … 27

3章 学習活動を配列する ― 30

1 学習活動の順序を考える … 30
1. スコープとシーケンスを理解する … 30
2. 望ましい学習活動の配列を理解する … 30

2 学習内容を配列する … 31
1. 単元を取り入れる … 31
2. 課題分析で学習内容を構造化する … 32
3. 学習内容の配列を決める … 33

3 必要な学習方法を特定する · 34
　1 学習目標に適した学習方法を理解する · · · · · · · · · · · · · · · · · · 34
　2 学習方法を列記する · 35
4 授業全体の計画を作成する · 36
　1 学習活動の流れをつくる · 36
　2 計画の実行可能性を高める · 36

4章 シラバスを作成する — 40

1 シラバスを理解する · 40
　1 シラバスの役割を理解する · 40
　2 2つのシラバスを区別する · 41
　3 シラバスで学習を促す · 41
　4 シラバスの記載項目を確認する · 42
2 授業の目的と学習目標を明示する · 43
　1 授業の目的を記述する · 43
　2 学習目標を明確に示す · 44
　3 学習目標を点検する · 46
3 成績評価の方針と方法を明示する · 46
　1 教育機関の方針を踏まえる · 46
　2 学習目標に沿った成績評価にする · · · · · · · · · · · · · · · · · · · 47
　3 方法,基準,配分などを示す · 48
4 授業計画と支援方法を明示する · 48
　1 各回の学習の内容と方法を示す · 48
　2 授業時間外の学習活動を示す · 49
　3 教科書や教材を示す · 49
　4 受講ルールを示す · 50
　5 オフィスアワーを示す · 50

5章 複数教員による授業を設計する — 53

1 複数教員による授業の特徴 · 53
　1 複数教員で教える機会は多い · 53

- **2** 複数教員で教える利点を理解する・・・・・・・・・・・・・・・・・・・・・・・・・53
- **3** 複数教員で教える授業の4類型・・・・・・・・・・・・・・・・・・・・・・・・・・・54
- **4** 一貫性や継続性が課題になる・・・・・・・・・・・・・・・・・・・・・・・・・・・・55

2 複数教員で授業を設計する際の留意点・・・・・・・・・・・・・・・・・・・・56
- **1** 設計の原則は変わらない・・・・・・・・・・・・・・・・・・・・・・・・・・・・・・・・56
- **2** 協力し合える関係性が重要・・・・・・・・・・・・・・・・・・・・・・・・・・・・・・57
- **3** 打ち合わせで役割を明確にする・・・・・・・・・・・・・・・・・・・・・・・・・57
- **4** 学生の学習状況を共有する・・・・・・・・・・・・・・・・・・・・・・・・・・・・・・58

3 オムニバス授業における工夫・・・・・・・・・・・・・・・・・・・・・・・・・・・・・・58
- **1** オムニバス授業に適した科目を理解する・・・・・・・・・・・・・・・・・58
- **2** オムニバス授業の調整役を務める・・・・・・・・・・・・・・・・・・・・・・・59
- **3** オムニバス授業に授業分担者として参加する・・・・・・・・・・・・・60
- **4** オムニバス授業の成績評価を行う・・・・・・・・・・・・・・・・・・・・・・・61

4 チーム授業における工夫・・・・・・・・・・・・・・・・・・・・・・・・・・・・・・・・・62
- **1** 個別指導に適している・・・・・・・・・・・・・・・・・・・・・・・・・・・・・・・・・62
- **2** チーム授業の準備の留意点・・・・・・・・・・・・・・・・・・・・・・・・・・・・・62
- **3** チーム授業の課題と向き合う・・・・・・・・・・・・・・・・・・・・・・・・・・・64

第2部 教育評価の基本と方法 ── 65

6章 教育評価の基本を理解する ── 66

1 評価の力を理解する・・・・・・・・・・・・・・・・・・・・・・・・・・・・・・・・・・・・・・66
- **1** 評価は重要だが難しい・・・・・・・・・・・・・・・・・・・・・・・・・・・・・・・・・66
- **2** 難しいのには理由がある・・・・・・・・・・・・・・・・・・・・・・・・・・・・・・・66
- **3** 評価は学習を変える・・・・・・・・・・・・・・・・・・・・・・・・・・・・・・・・・・・67
- **4** 評価は授業を改善する・・・・・・・・・・・・・・・・・・・・・・・・・・・・・・・・・68

2 評価の構成要素と種類を理解する・・・・・・・・・・・・・・・・・・・・・・・・・68
- **1** 5つの構成要素を理解する・・・・・・・・・・・・・・・・・・・・・・・・・・・・・68
- **2** 目的別の評価を理解する・・・・・・・・・・・・・・・・・・・・・・・・・・・・・・・70
- **3** 主体別の評価を理解する・・・・・・・・・・・・・・・・・・・・・・・・・・・・・・・71
- **4** 基準別の評価を理解する・・・・・・・・・・・・・・・・・・・・・・・・・・・・・・・72

3 適切な評価方法を選択する ･････････････････････････････73
　1 さまざまな評価方法を理解する ･･･････････････････････73
　2 適切な評価方法を選ぶ ･･････････････････････････････74
4 授業に評価を効果的に組み込む ･････････････････････････76
　1 学生の学習活動を促す ･･････････････････････････････76
　2 評価の方針を明確にする ････････････････････････････76
　3 日常的な評価を活用する ････････････････････････････77
　4 人が評価するバイアスを理解する ･････････････････････78

7章　筆記テストによって評価する ───── 79

1 筆記テストを設計する ･････････････････････････････････79
　1 筆記テストの特徴を理解する ･････････････････････････79
　2 筆記テストの全体計画を立てる ･･･････････････････････79
2 客観テストを作成する ･････････････････････････････････81
　1 客観テストの特徴と種類を理解する ･･･････････････････81
　2 正誤法の問題を作成する ････････････････････････････81
　3 多肢選択法の問題を作成する ･････････････････････････83
　4 組み合わせ法の問題を作成する ･･･････････････････････84
　5 並び替え法の問題を作成する ･････････････････････････84
　6 単純再生法の問題を作成する ･････････････････････････85
　7 完成法の問題を作成する ････････････････････････････86
3 論述テストを作成する ･････････････････････････････････86
　1 論述テストの特徴を理解する ･････････････････････････86
　2 解答の自由度を検討する ････････････････････････････87
　3 論述テストの問題を作成する ･････････････････････････87
　4 論述テストの採点を工夫する ･････････････････････････88
4 筆記テストの運営を工夫する ･･･････････････････････････90
　1 筆記テストに向けて学習させる ･･･････････････････････90
　2 不正行為を防止する ････････････････････････････････90
　3 学生にフィードバックを与える ･･･････････････････････91
　4 結果から改善点を明らかにする ･･･････････････････････92

8章 実技テストによって評価する ── 94

1 実技テストによる評価の特徴を理解する ・・・・・・・・・・・・・・・・・・・94
  1. 実技テストを理解する・・・・・・・・・・・・・・・・・・・・・・・・・・・・・・・94
  2. 看護技術の特徴を理解する・・・・・・・・・・・・・・・・・・・・・・・・・・・・・94
  3. 実技テストの課題を理解する・・・・・・・・・・・・・・・・・・・・・・・・・・・・95

2 実技テストを設計する・・・・・・・・・・・・・・・・・・・・・・・・・・・・・・・・・・96
  1. 技術到達目標を設定する・・・・・・・・・・・・・・・・・・・・・・・・・・・・・・・96
  2. 実技テストの内容を定める・・・・・・・・・・・・・・・・・・・・・・・・・・・・・96
  3. 実技テストの方法を定める・・・・・・・・・・・・・・・・・・・・・・・・・・・・・97
  4. 実技テストの制約や条件を考慮する・・・・・・・・・・・・・・・・・・・・・・・・99
  5. 実技テストの実施要項をつくる・・・・・・・・・・・・・・・・・・・・・・・・・・100

3 実技テストの評価基準を設定する・・・・・・・・・・・・・・・・・・・・・・・・・・100
  1. 評価項目を設定する・・・・・・・・・・・・・・・・・・・・・・・・・・・・・・・・・100
  2. 評価基準を設定する・・・・・・・・・・・・・・・・・・・・・・・・・・・・・・・・・102
  3. 客観的な評価を目指す・・・・・・・・・・・・・・・・・・・・・・・・・・・・・・・103

4 実技テストの質を高める・・・・・・・・・・・・・・・・・・・・・・・・・・・・・・・104
  1. 学生の緊張に配慮する・・・・・・・・・・・・・・・・・・・・・・・・・・・・・・・104
  2. 思考のプロセスや判断の根拠も評価する・・・・・・・・・・・・・・・・・・・・104
  3. 実技テストを振り返る・・・・・・・・・・・・・・・・・・・・・・・・・・・・・・・105

9章 学生の成果物によって評価する ── 107

1 成果物による評価の特徴を理解する・・・・・・・・・・・・・・・・・・・・・・・・107
  1. 教育性の高い評価方法である・・・・・・・・・・・・・・・・・・・・・・・・・・・107
  2. レポートは代表的な成果物・・・・・・・・・・・・・・・・・・・・・・・・・・・・107
  3. 多様な成果物に目を向けよう・・・・・・・・・・・・・・・・・・・・・・・・・・・108

2 学習課題を与える・・・・・・・・・・・・・・・・・・・・・・・・・・・・・・・・・・・109
  1. 学習目標に応じて課題を検討する・・・・・・・・・・・・・・・・・・・・・・・・109
  2. 成果物の評価基準を明確にする・・・・・・・・・・・・・・・・・・・・・・・・・110
  3. 明確に指示を与える・・・・・・・・・・・・・・・・・・・・・・・・・・・・・・・・110
  4. 自分で考えないとできない課題にする・・・・・・・・・・・・・・・・・・・・・113
  5. 段階的に学習を進める・・・・・・・・・・・・・・・・・・・・・・・・・・・・・・・114

3 成果物を評価し結果を伝える・・・・・・・・・・・・・・・・・・・・・・・・115
 1 評価基準に沿って採点する・・・・・・・・・・・・・・・・・・・・・115
 2 フィードバックを与える・・・・・・・・・・・・・・・・・・・・・・・116
4 成果物に対する評価の工夫・・・・・・・・・・・・・・・・・・・・・・・117
 1 学生自身に評価させる・・・・・・・・・・・・・・・・・・・・・・・117
 2 学生間で協力させる・・・・・・・・・・・・・・・・・・・・・・・・117
 3 グループの成果物を評価する・・・・・・・・・・・・・・・・・・・118

10章 評価基準を可視化する —————————— 119

1 評価基準を可視化する意義を理解する・・・・・・・・・・・・・・・119
 1 学生の学習を方向づける・・・・・・・・・・・・・・・・・・・・・119
 2 的確にフィードバックできる・・・・・・・・・・・・・・・・・・・120
 3 教員間で評価基準を共有できる・・・・・・・・・・・・・・・・・120
 4 評価結果に納得できる・・・・・・・・・・・・・・・・・・・・・・120
2 チェックリストを作成する・・・・・・・・・・・・・・・・・・・・・・・121
 1 チェックリストの特徴を理解する・・・・・・・・・・・・・・・・121
 2 チェックリストの作成方法を理解する・・・・・・・・・・・・・121
 3 チェックリストに尺度を加える・・・・・・・・・・・・・・・・・124
 4 多面的に評価する・・・・・・・・・・・・・・・・・・・・・・・・124
3 ルーブリックを作成する・・・・・・・・・・・・・・・・・・・・・・・・124
 1 ルーブリックの特徴を理解する・・・・・・・・・・・・・・・・・124
 2 ルーブリックの作成方法を理解する・・・・・・・・・・・・・・126
 3 ルーブリックを作成する際の工夫・・・・・・・・・・・・・・・129

第3部 授業改善の方法 ———————————— 133

11章 授業改善の方法を理解する —————————— 134

1 実践を通して授業を改善する・・・・・・・・・・・・・・・・・・・・・134
 1 意図的に授業改善の機会をつくる・・・・・・・・・・・・・・・134
 2 授業改善は教育評価の目的の1つ・・・・・・・・・・・・・・・134
 3 授業改善には2つのアプローチがある・・・・・・・・・・・・135

2 授業実践を振り返り改善する ……………………………… 136
- 1 授業改善にはモデルがある ……………………………… 136
- 2 授業改善につながるように振り返る ……………………… 137

3 授業のなかで改善点を明らかにする ……………………… 138
- 1 授業の途中で振り返る機会をつくる ……………………… 138
- 2 学生の反応を確認する …………………………………… 139
- 3 学生の理解度を確認する ………………………………… 140
- 4 自分の授業を録音・録画する …………………………… 140
- 5 参観者にアドバイスを求める …………………………… 141

4 授業全体を評価し改善する ……………………………… 141
- 1 学生の試験結果を活用する ……………………………… 141
- 2 授業評価アンケートを活用する ………………………… 142

5 自分自身の教育能力を向上させる ……………………… 143
- 1 同僚教員と教育について議論する ……………………… 143
- 2 ほかの教員の授業を見学する …………………………… 143
- 3 各種研修の機会を活用する ……………………………… 144
- 4 自分の教育活動の実績を整理する ……………………… 145

付録　授業に役立つ資料 …………………………… 147

- 1 初回配付用シラバスの例 ………………………………… 147
- 2 授業評価アンケートのシートの例 ……………………… 154
- 3 ティーチングポートフォリオの例 ……………………… 155
- 4 用語集 ……………………………………………………… 159

文献 ……………………………………………………………… 169
執筆者プロフィール …………………………………………… 177
索引 ……………………………………………………………… 181

第1部

授業設計の意義と方法

1章
授業設計とその意義を理解する

1　授業は設計から始まる

1 授業は段取り八分

　「段取り八分」という言葉を聞いたことはありませんか。仕事が成功するかどうかの80%は事前の準備で決まることを表す言葉です。授業においても、この言葉があてはまります。授業の設計のよし悪しが授業の成否を決定するといっても過言ではありません。

　授業は行き当たりばったりで進められるものではありません。「学習内容を詰め込みすぎて授業時間内に終わらなかった」「専門分野の考え方を理解してもらいたかったのに、学生は用語を丸暗記すればよいと考えていたようだ」「実際に体験できる活動を取り入れたが、活動が学習につながらなかったようだ」「自分が授業で取り上げようとした内容を、学生は別の授業ですでに学んでいたようだ」「学生に読ませたい本が図書室になかった」。このような失敗は、授業の設計に問題があったといえます。

2 授業設計を理解する

　日本語の「授業」という言葉には、セッションとコースの2つの意味が含まれています。セッションとは、通常週1回90分間、教室で行われる教育活動を指します。「来週の授業では動画をみせて考えさせよう」というときの「授業」のことです。一方、コースとは、学期にわたって15回などのセッションから構成されるものです。「今学期は、4科目の授

業を担当することになった」というときの「授業」のことです。

本書では，教員にとってコースの設計がより重要であるという観点から，授業設計を下記のように定義します。

担当する科目の学習目標の設定，学習活動の配列，評価方法の明確化などを授業の実践に先だって準備する活動

看護教育の分野では，1回のセッションの計画を授業設計と呼ぶ文献もあります。このセッションの計画は教育学では**学習指導案**の作成にあたり，導入・展開・まとめという3部で構成することが推奨されています。

一方，コースを設計する際にはセッションを設計するとき以上の活動が含まれます。具体的には，コースの学習目標，学生の授業時間外の学習，課題の内容と提出方法，成績評価の基準と方法，授業におけるルールなどを考えておく必要があります。コースの設計では，初回の授業が始まる前に授業の全体像を明確にする作業が重要になります。

3 設計をシラバスで表現する

設計した授業の全体像は学生に周知する必要があります。その手段が**シラバス**です。現在では多くの教育機関においてシラバスを作成することが求められています。シラバスは1990年代半ばから広く普及しました。大学においては，2007年の**大学設置基準**の改正によって授業の計画を明示することが義務化されており，シラバスがその手段として位置づけられています。専門学校においては，看護師等養成所の運営に関する指導ガイドラインにおいて授業要綱や実習要綱を作成することが求められており，それらがシラバスに対応します。

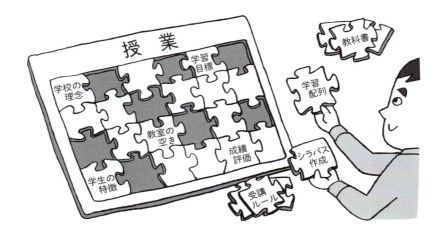

2 設計で授業の質が高まる

1 カリキュラムに沿った授業になる

　学生に学んでほしい内容が多いにもかかわらず，授業の回数が少ないと考える教員が多いのではないでしょうか。それは，15回などの限られた時間内に学生に学習目標を達成させなければならないうえ，時間が足りないという理由で，重要な内容が抜け落ちるようなことがあってはならないからでしょう。だからこそ，事前の入念な準備が必要になります。
　その事前の入念な準備が授業を設計するということで，このとき最も参考にすべきなのが**カリキュラム**です。カリキュラムによって，担当する授業が教育機関の教育目標のなかでどのように位置づけられているのか，授業のなかでどのような知識や技能が重要なのかが把握できるのです。

2 学生にあった授業になる

　授業には学生の視点も重要になります。授業の成否は，教員がどれだけの知識や技能を教えたかではなく，学生がどれだけの知識や技能を身

につけたのかで決まります。そのため，学生が学習しやすい授業を設計する必要があります。

　学生の学力を考慮していない授業では，学生は授業についてくることができないでしょう。一方，学生にとってすでに学習した内容を繰り返すような授業では，学生は退屈になるでしょう。学生の能力はどの程度なのか，学生がどのような興味や関心をもっているのかを把握しないと学生の学びを促す授業はできないのです。また，授業方法を検討するうえでは，学生がディスカッションやグループワークなどにどの程度慣れているのかも把握しておく必要があります。このような学生に関する情報を踏まえて授業を設計することで，授業の質は高まるのです。教員の授業設計が学生の高い学習成果に大きな影響を与えていることは研究成果においても明らかにされています (Feldman 1997)。

3 目標，方法，評価が整合性をもつ

　授業設計において考えるべき大事な問いは3つあります (Mager 1997)。①授業を通して学生が到達すべき目標は何か，②学生がどのように目標に到達するのか，そして，③授業の目標に学生が到達したかどうかをどのように確認するのかの3つです。短い言葉に置き換えると，目標，方法，評価に対応します。そして，その3つが相互に整合的であることが重要です。

　たとえば，「看護計画を立てることができる」という学習目標であるにもかかわらず，授業ではアセスメントや患者の状況の分析ばかりで看護計画を立案する機会がないというのでは，目標と方法に整合性がありません。また，「傾聴の技術を身につける」という学習目標であるにもかかわらず，筆記テストのみで評価するというのでは，目標と評価に整合性がありません。

　つまり，整合性があるとは，方法が目標に向かって効果的に学生の学びをもたらし，評価が目標への達成度を的確に確認できることです。

4 設計することで柔軟に対応できる

　授業を設計しても実際には計画通りに進まないことがあります。そのため授業を設計すること自体が無駄ではないかという意見があります。また，授業を詳細に計画するとそれに縛られて，学生の状況や要望にあわせて臨機応変に計画を変更できなくなるという意見もあります。

　確かに授業を進めていると，予想以上に速く進んだり，逆に進まなかったりすることがあります。また，授業内容に関連するゲストスピーカーが来てくれることが突然決まる場合もあります。計画を変更することが学生の学習目標への到達を促すのであれば，学生に説明して納得してもらったうえで計画を変更すべきです。事前に丁寧に授業を設計しているからこそ，何を変更したらよいのかが明確になり，柔軟に対応することができるのです。

3 授業設計を明示する意義を理解する

1 学生の学習の指針になる

(1) 学生の学習を支援できる

　授業設計をシラバスという形で明示することには，多くの意義があります。まず，シラバスによって，学生は現在自分たちが授業全体のなかのどこにいて，どこに向かっているのかを知ることができ，安心感を得ることができます。また，授業時間外の学習活動や参考となる文献などが示されていれば，学生の主体的な学習を促すことができます。

(2) 計画の重要性を理解させる

　教員の授業設計を通して，学習活動を計画することの重要性も同時に理解させることができます。授業設計は，看護計画と共通点が多いことに気づくでしょう。看護計画では，患者の状態にあわせてどのような看

護を展開するのかを考えます。行き当たりばったりの看護では質の高い看護は提供できません。そして，そのことは学生に何度も繰り返して伝えなければなりません。その一方で，教員が準備をせず行き当たりばったりで授業に臨んでいれば，教員自身が計画を軽視していることを伝えることになりかねません。教員は学生のロールモデルになります。計画の重要性を授業においても体現しましょう。

2 教員にとって意義がある

(1) 教員自身が安心して授業を進めることができる

　授業設計を明示することによって，学生だけでなく教員自身も，現在授業全体のなかのどこにいて，どこに向かっているのかを確認することができ，安心して教育に集中することができます。

　また，たとえば，前もってレポートの提出日をシラバスで提示し学生に伝えておけば，「時間に余裕がなかったためレポート課題に十分に取り組めなかった」といった学生からの苦情を減らすことができます。レポート課題については，課題内容と評価方法，模範レポートの例を示しておけば，教員の期待から大きく外れた内容のレポートを採点しないで済むでしょう。

　学生が授業のなかで守るべきルールも初回の授業で定めておけば，そのつど学生に注意する手間を省くことができます。

(2) 次年度以降の授業をより円滑に進められる

　一度丁寧に授業を設計すると，同じ授業を再度担当する際，効率的に授業の準備ができるようになります。このことは多くの教員が実体験から述べています。授業全体を丁寧に設計しておけば，うまくいかなかったと考える部分や最新の内容などに焦点を当てて修正するだけで，次年度の授業の準備は済むのです。

　また，1つの授業を丁寧に設計してみると，ほかの授業の設計について

も役立つ内容が多いことに気づくでしょう。学習内容に違いがあっても，学習方法は活用できるものがあります。また，教室内のルール，課題の提出方法，担当教員の紹介などはすべての科目に共通する部分といえます。

(3) 複数の教員の役割を明確にできる

看護の授業においては，**オムニバス授業**♪などの複数教員が担当する授業がみられます。オムニバス授業では，1人の教員では扱えない広い学習内容を教えることができますが，各教員による授業のつながりがわかりにくくなるという課題もあります。学生は，複数の別々の授業を受講したように感じるかもしれません。

オムニバス授業を1つの授業としてまとまりをもたせるためには，事前の授業設計が重要になります。シラバスによって，授業の目標，方法，評価などを教員間で共有することで，各教員の役割も明確になります。

(4) 教員の教育業績の根拠になる

シラバスは，教員の教育業績を評価する際にも用いられます。実際，教員採用の際に担当予定の授業のシラバスを提出させる教育機関もあります。

近年，**ティーチングポートフォリオ**♪が注目されています。ティーチングポートフォリオは教員の教育業績を可視化する方法の1つです。ティーチングポートフォリオには，教員の教育観，受講した研修などの内容，学生からの評価などとともにシラバスが含まれています。採用や昇進の際に，教育能力を評価するための手段として活用されている事例もあります。採用や昇進において教育能力が重視される傾向のなかで，充実したシラバスを書くことは，自らの教育能力を正当に評価してもらうことに役立ちます。

3 教育機関にとって意義がある

(1) カリキュラムの改善につながる

　各教員が設計した授業の内容を，相互に確認できるようになれば，カリキュラムの改善にもつなげることができます。教育活動は1人の教員が行うものではなく，多くの教員の協働で成り立っています。教育機関の教育目標の達成には教員間での適切な役割分担と相互理解が大切になります。

　教育機関の教育目標に照らし合わせて重要な学習内容が抜け落ちていないか，同じ学習内容が過度に重複していないか，学生の授業の履修の順序が適切なのかなどを検討する際に，シラバスは重要な資料になります。個々の教員が授業を丁寧に設計することが，一貫性のあるカリキュラムにつながるのです。

(2) 教育機関外からの期待に対応できる

　認証評価などの外部からの評価において，シラバスは重要な資料であり，記述内容が不十分なシラバスに対しては改善を求められることがあります。

　また，他教育機関との**単位互換制度**の活用においても，シラバスが貴重な資料になります。編入学などのために学生が過去の履修科目を新しい教育機関で**単位認定**してもらう場合，履修科目のシラバス提出が求められる場合があります。科目名称が同じであっても学習内容が同じとは限らず，シラバスなどの情報に基づいて判断するためです。シラバスの内容が不十分であるために読み替えができないと判断される場合もあります。外国の教育機関との単位互換でも基本的に同じことがいえます。

4 授業設計の方法と課題を理解する

❶ 授業設計の理論的背景を理解する

　授業設計の際に役立つ理論的な枠組みとして，**インストラクショナル・デザイン**♪という研究分野の知見があります。そもそも授業計画などのほかの用語ではなく，授業設計という用語が使われる背景には，この分野の影響が大きいといわれています (西之園 1990)。

　インストラクショナル・デザインにはさまざまなモデルがありますが，最も基本的なモデルは，分析 (Analyze)，設計 (Design)，開発 (Develop)，実施 (Implement)，評価 (Evaluate) の5つの段階から構成されるものです。それぞれの段階の英語の頭文字をとって **ADDIE モデル**♪と呼ばれます**(図 1-1)**。

　ADDIE モデルは，管理業務などでよく使われる PDCA サイクルを教育にあてはめたものととらえることができますが，分析，設計，開発という準備段階において念入りに検討する点が特徴といえます。授業にあてはめると，分析段階において科目の位置づけや学生の特性などから学習のニーズを明確にし，設計段階において学習目標，評価方法，授業計

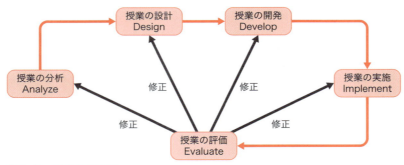

図 1-1　ADDIE モデル

ガニェほか (2007)，p.25 より筆者作成

画などの全体像を明確にし，開発段階において学習に必要な教材や学習課題を作成します。また，実際に授業を実施した後も，評価を行い次の授業につなげていきます。

2 逆向きに設計する

授業設計では，学生が授業終了時に獲得している最終的な成果から逆算して学習目標を設計することが推奨されています(夏目ほか 2010)。そのような方法を**逆向き設計**と呼びます(ウィギンズ，マクタイ 2012)。

問いの形で説明すると，「授業を通して学生が到達すべき目標は何か」，「授業の目標に学生が到達したかどうかをどのように確認するのか」，「学生がどのように目標に到達するのか」という順になります(図1-2)。最後の授業が終わった後に学生にどのような学習成果が身についていてほしいかを明確にしたうえで，そのために授業をどのようにつくっていくのかを考えます。そして，コースの設計を明確にしてから，コースを構成する各セッションの設計を考えるようにします。

逆向き設計の順序で考えると，授業の目標，方法，評価が一貫したものになります。しかし，必ずしも順序に固執する必要はなく，考えやすい

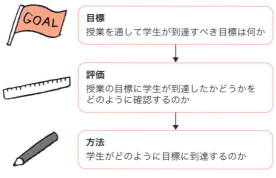

図1-2　逆向き設計の3段階

ところから始めて最終的に目標，方法，評価が適切に対応するように設計されればよいという指摘もあります(糸賀ほか 2017)。

3 教員の陥りやすい失敗を理解する

　教員が授業をする際，学習内容のあれもこれも伝えようとしてしまうことがあります。これを網羅に焦点をあわせた指導といい，詰め込み型の授業にあたります。看護師養成においては，看護師国家試験合格という大きな目標があり，さらに看護師になるために必要となる知識やスキルが数多くあることから，学生にあれも教えたい，これも伝えたいという教員の思いが強くなりがちなのではないでしょうか。しかし，一方的な詰め込み型の授業では，学生は頭のなかを整理する余裕がなくなったり，暗記することに終始したりしがちで，深い理解や知識の活用にまで至らなくなる可能性があります。

　また，**アクティブラーニング**の導入が進められている昨今，授業のなかで学生による議論や発表が積極的に行われるようになってきています。しかし，実際には学生が議論や発表をすること自体が目的となってしまったり，学生自身が何のために活動しているのかを理解していなかったりする場合があります。これを活動に焦点をあわせた指導といいます。看護師養成においては，従来，演習や実習もあり，学生が活動を行うことが多くあることから，活動によって何を学ばせるのかということを常に考える必要がある領域といえます。

　以上のような，教員が陥りやすい状態は教育学では**双子の過ち**と呼ばれています(ウィギンズ，マクタイ 2012)。このような失敗を防ぐために，授業を設計するにあたり，学習目標を明確にし，その目標を達成するうえでどのような授業が望ましいのか，教員は授業でどこまで説明するのか，どのような活動を行うとよいのかなどを考えるのです。

コラム　逆向き設計にしてみたら

　筆者は教員になった当初，授業を設計する際に，学習目標を立てたのち，授業方法を考えていました。そして，評価は筆記テストにより行うものという固定観念があり，筆記テスト以外にどのように評価をするのか，客観的評価が可能な学習目標なのかといった点まで考えられていませんでした。学習目標と評価は常に対で考えなくてはならないことを知らなかったのです。そのため，期末になって筆記テストをつくってみると，学習目標のなかに，筆記テストでは学生が目標を達成できたのかどうかを判断できない項目があることに気づくことがありました。しかし，その時点で学習目標や評価方法などを変更しようもなく，学習目標の立て方が悪かったのか，筆記テストのつくり方が悪かったのか，どんな課題を出すとよかったのかなどと反省しながら，なんとか成績をつけていました。

　逆向き設計を知ってから，学習目標を立てる時点でどのように評価するかを考えるようになり，学習目標も「説明できる」「エビデンスに基づいて自分の考えを述べることができる」「シミュレーターで実践できる」など，評価がしやすいような具体的な表現に変わりました。評価方法をいくつか組み合わせ，何をどのタイミングで評価するのかも計画できるようになりました。また，学習目標を具体的にすることで，ブルームの認知領域の学習目標と学習方法の関係 (34頁，表 3-1)をもとに，それに応じた授業方法を選択することもできるようになりました。

　授業設計を逆向き設計にすると，評価方法を考えながら，何をどこまでできるようになるかについてより具体的な表現で示すことができるようになります。また，学習目標が具体的になると，学生がその目標を達成できるようにするためには，どのように教育すればよいのかもみえてくるようになります。たとえば，学習目標を「説明できる」とした場合には，知識や理解の程度を筆記テストで評価する，授業では講義で解説し，グループディスカッションをさせて理解を促すというように，学生がその目標を達成できるようにするための授業方法もみえてきます。評価方法を決めた時点で，筆記テストの内容や授業の途中でどのようなレポートの課題を出すかまで想定しておくことで，大事なポイントを漏らさずに授業することもできるようになりました。

（服部律子）

2章 授業の学習目標を設定する

1 学習目標を設定する意義を理解する

❶ 学習目標によって授業内容が決まる

　授業には目指すべき成果があります。それを学習目標と呼びます。教育目標と呼ばれることもありますが，授業においては学習者が何をできるようになるのかに重点をおいた学習目標を使用するのが一般的です。

　学習目標は，授業内容を決めてから定めるものではありません。まず，学習目標を定めた後に，その学習目標を達成するために，どのような授業を展開したらよいのかを決めるべきです。

　学習目標を明確にしておくことで，授業の内容がぶれたり無駄な内容が入ったりすることを避けることができます。また，授業が予想よりも進まない場合にどの内容を省くか，あるいは予想以上に進んだときにどのような内容を追加するかを判断する指針にもなります。

❷ 学習目標は学生の指針となる

　学習目標は授業における学生の期待される学習成果を示したものです。学習目標を明確に示すことにより，学生は何を身につけるために学習するのか明確に理解できるようになります。学習目標がわからないなかで学習活動に取り組むと，学生が教員の意図とは異なる学習目標に向かっていこうとしたり，不安を感じたりすることがあります。

　学習目標を隠しておき，授業の進行のなかで学生自身に気づかせるほ

うがよいと考える教員もいるかもしれません。しかし，授業の全体を理解している教員だからこそ，その目標に気づけるのであり，全員の学生がそれに気づくとは限りません。

3 学習目標は学習意欲を向上させる

学習目標は学習意欲に大きな影響を与えます。学生が「この学習目標が自分にとってどのような意義があるのかわからない」「この学習目標を達成するのは自分には無理だ」と思うと，学習意欲は高まらないでしょう。

学習意欲を向上させるうえで，学習目標の重要性を指摘しているのが**目標設定理論**です。目標設定理論では，意欲を向上させる目標を設定するための指針として以下の3つが示されています。

(1) 本人が納得した学習目標

学生は自分が納得していない学習目標には，価値があるとは思いません。それでは学習意欲の向上につながりません。達成すべき学習目標を自分のものとして受け入れられるように，学習目標を達成することの学生にとっての意義を伝えましょう。

(2) 明確な学習目標

学生に学習目標を提示する際には，たとえば「コミュニケーション能力を高める」といった漠然とした表現では，具体的に何をしたらよいのかがわかりません。「看護現場における傾聴の意義を理解し，傾聴の5つの方法を実践できるようになる」といった具体性をもった学習目標であれば，何をできるようになればよいのかがわかり，それに向けて学習しようという意欲を高めることができます。

(3) 達成可能な学習目標

　簡単に達成できる目標では，人は努力しようとしません。逆に難しすぎる目標では，諦めてしまうでしょう。能力よりも少し高い，がんばれば達成できる目標を設定することで，人は目標に向かって工夫や努力をしようとします。このことは看護計画における患者の目標設定においてもよく知られています。学生にとっても同様といえます。

4 学習目標によって評価が可能になる

　教員は授業の終了後に学生の成績評価を行います。学生がどの水準まで到達したかを判定するためには，具体的な学習目標が必要です。学習目標を明確に設定しておくことで，成績評価を容易に行うことができます。また，明確な学習目標が示されることで，学生は身につけた能力を**自己評価**♪することが可能となります。教員による評価と学生の自己評価を繰り返すことで，両者の差異が小さくなり，学生は受け取った評価結果により納得できるようになります。

コラム　学習目標は学生と教員にとっての羅針盤

　筆者が教員になったばかりの頃は，「ライフサイクル各期の女性への看護について理解できる」という漠然とした表現で学習目標を羅列していました。これでは，初学者の学生は，自分が何を何のために学ぶのか具体的にイメージできなかっただろうと思います。

　看護学生はとても真面目で，「教わったことを一生懸命覚え，教わった通りにできるようにならないといけない」という意識がとても高いです。そのため，具体的に理解できないような学習目標が示されてしまうと，「教わったことを一生懸命覚えておく」ことしか，その科目を修得するための方法が思い浮かばなくなるでしょう。そうすると，授業で扱った内容をバラバラに頭のなかに詰め込むだけとなり，知識の活用や応用が難しくなります。

　つまり，学習目標が漠然としていればしているほど，この科目を履

修した後，自分が何をどのようにできるようになっているかを学生はイメージできなくなります。すると，「授業の資料や教科書の範囲をとにかく覚えておく」ことで，最後の試験に合格することが学生の「目標」となり，試験前に配付資料やノートを一生懸命覚えて終わるという状況に陥ってしまうのです。

　このことに気づいた筆者は，この科目が終わったとき，学生がどのような姿になっているのか，その目指す姿をできるだけ具体的に示すようにしました(付録1，147頁参照)。すると，学生たちは，「何を学ぶのか」をイメージできるようになり，授業がどこまで進んでいて，それに対して自分はどこまで理解できているのか，どの程度までできるようになっているのかといったことを，自分で確認できるようになりました。具体的な学習目標を示し，学生が自分でどこに向かえばよいのかを理解し，今どの程度進んでいるのかを確認できるようにすることは，学生の主体的な学習を促し，学習成果を上げることにつながります。

　また，具体的な学習目標は，教員にとっても必要です。授業がどのあたりまで進んでいるのかが把握しやすくなり，「学習目標の1が終わったので次回から2の内容に入りましょう」と確認することが容易になります。また，学生の状況によって進度を変更せざるをえなくなった場合にも，どこに時間がかかったのかが具体的に把握できますし，その後の授業の調整もしやすくなります。つまり，学習目標は学生と教員の双方にとって「羅針盤」になるのです。　　　　　(服部律子)

2　学習目標の種類を理解する

■1 到達目標と方向目標を理解する

　学習目標は，**到達目標**と**方向目標**の2つに分類されます。到達目標は，「血圧に影響を与える要因を説明できる」「手順に沿って体温測定ができる」のように，獲得すべき学習内容が具体的に設定されている目標です。一方，方向目標は，「人々の多様な価値観を尊重する」「自主的に学習する姿勢を身につける」のように，方向性だけを示して，具体的

な到達点を示さない目標です。

　到達目標は方向目標と比較して明確であるため，学生に伝わりやすいという特徴があります。また，評価の段階においても**絶対評価**🔖を活用することができます。そのため，多くの教育機関では，学習目標を到達目標の形で書くことを推奨しています。担当授業の重要な学習目標が到達目標の形で記すことができるものであれば，到達目標を立てたほうがよいでしょう。

　一方，授業において重要な目標が必ずしも到達目標で記すことができない場合もあります。特に態度面を含む学習は，ここまでできれば十分だという具体的な到達の基準を明確にすることが難しいと指摘されています。到達目標に固執すると，到達点を明確に示せない態度面の学習目標を軽視してしまうおそれもあります。その場合は，重要な学習目標を含めるために，方向目標を加えることも必要となるでしょう。

2 領域別の学習目標を理解する

　学習目標は，獲得を目指す能力の性質に応じて分類することができます。たとえば，小学校の学習目標では，学校教育法に記されている内容に沿って，「基礎的な知識・技能」「思考力・判断力・表現力等の能力」「主体的に学習に取り組む態度」からなる**学力の3要素**🔖という分類があり，評価の際に活用されています。

　ここでは，国内外の高等教育機関において最も広く普及しているブルームによる教育目標の分類を紹介します**(表2-1)**。この分類は，教育心理学の観点から**認知領域**🔖，**情意領域**🔖，**精神運動領域**🔖の3領域に分けています。3領域の用語が覚えにくいため，「知識・態度・技能」や「あたま・こころ・からだ」といった表現で代替される場合もあります。また，この分類では領域別に段階が示されている点にも特徴があります。

　学習目標を設定する際に，このブルームの目標の分類と照らし合わせ

表 2-1　ブルームの教育目標の分類

段階	認知領域	情意領域	精神運動領域
6	評価		
5	総合	個性化	自然化
4	分析	組織化	分節化
3	応用	価値づけ	精密化
2	理解	反応	巧妙化
1	知識	受け入れ	模倣

梶田叡一(1983)：教育評価，p.112，有斐閣より転載

ながら検討することには意義があります。学生に期待する学習目標が，どの領域のどの段階を目指すものなのかが明確になるでしょう。また，重要な学習目標が抜け落ちていないかを確認するためのチェックリストとしても活用できるでしょう。

3 認知領域の学習目標を理解する

　認知領域には，知識の習得と理解および知的諸能力の発達に関する目標が含まれます。認知領域の学習目標は，知識，理解，応用，分析，総合，評価の6段階に分類されます。

　認知領域における最も基本的な学習目標は「知識」の習得であり，看護の授業では人間の理解や健康問題に関する知識などが中心となるでしょう。習得した知識を自分なりに整理し解釈する「理解」，さらには，実際の場面で知識を使って問題解決を目指す「応用」というように高度になっていきます。特に実習の授業においては，看護上の問題解決のための情報収集，必要な関連情報の検討，看護内容と方法の選定，実施した看護の評価など高次の学習目標が含まれるでしょう。

4 情意領域の学習目標を理解する

　情意領域には，興味，態度，価値観などの意思や情緒と正しい判断力や適応性の発達に関する目標が含まれます。情意領域の学習目標は，受け入れ，反応，価値づけ，組織化，個性化の5段階に分類されます。

　情意領域における最も基本的な学習目標は「受け入れ」であり，看護の授業では学生が看護者としての態度や役割を受け入れようとすることが最初の段階です。この段階は，自ら進んで活動に取り組むというよりは，受動的に物事に取り組んでいます。気づいたことを行動に変えていくことが「反応」の段階です。さらに，行動が個人の価値として位置づく「価値づけ」，複数の価値が体系的に整理される「組織化」，個人の価値体系のなかで一貫性と安定性をもつ「個性化」といったより高い段階を目指します。

　情意領域の学習目標として，患者との向き合い方，科学的根拠に基づいた看護への志向性，多様な考え方の尊重，職業倫理としての価値判断，学習への姿勢などが挙げられます。看護の授業では情意領域の学習目標が多く掲げられており，看護実践の基盤となる重要な学習目標であることに気づくでしょう。

5 精神運動領域の学習目標を理解する

　精神運動領域には，手先の各種技術や運動技術などの技能の獲得に関する目標が含まれます。精神運動領域の学習目標は，模倣，巧妙化，精密化，分節化，自然化の5段階に分類されます。

　精神運動領域における最も基本的な学習目標は「模倣」であり，看護の授業では教員が見本をみせたり，動画を視聴させたりした後に同じように実際に行わせることが一般的です。示された動作を模倣する水準から，動作が自然になるほどに熟達した水準までの段階で分類されています。

精神運動領域の学習目標は，特に演習や実習において重要になってきます。看護技術や看護実践能力と呼ばれる能力は，認知領域や情意領域も含む総合的な能力ですが，精神運動領域の学習目標を習得しなければ実際の看護を実践することはできません。

3 学習目標を検討する

■1 学習目標の設定には考慮すべき視点が多い

　教員には授業内容についてある程度の裁量はありますが，自分の教えたい内容だけを学習目標にすることは適切ではありません。学習目標の設定においては考慮すべき視点があるからです。それは，**カリキュラム**🔗の視点，専門家の視点，学生の視点です。それらをバランスよく考慮したうえで学習目標を立てることが重要です。

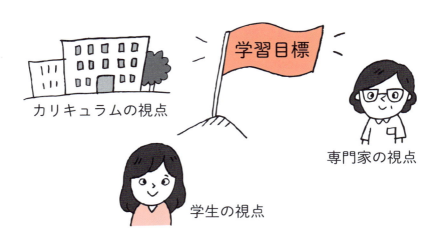

2 カリキュラムの視点から検討する

　個々の授業は教育機関全体のカリキュラムの一部を担っています。そのため教員は，カリキュラム全体を通してどのような人材を輩出しようとしているのかを理解しておく必要があります。大学の場合は**ディプロマ・ポリシー**♪，専門学校の場合は教育理念などで定められています。また，担当する授業がカリキュラムのなかでどのような位置づけにあるのか，学生が履修するほかの授業とどのような関連があるのかなどを把握して学習目標を設定する必要があります。

　カリキュラム上の位置づけを確認することは，科目間の連続性や関連性をみる視点を与えてくれます。教育機関の教育目標やほかの専門科目の学習目標を把握することで授業の学習目標が設定しやすくなります。

　たとえば，「成人看護学2」という科目を担当する場面を考えてみましょう(図2-1)。この授業の学習目標は，成人看護学領域の教育のなかでどのような位置づけにあるのかを踏まえたうえで示す必要があります。この学習目標には「成人看護学1」の学習内容を習得したうえで積み上げる内容や，「成人看護学3」へ進むための前段階として到達しておかなければならない内容が含まれます。さらに，成人看護学は，基礎看護学や老年看護学とともに専門教育科目を構成する一分野であり，教育機関の教育目標につながるものでなければなりません。

　さらに，成人看護学で必ず教えなければならないことは何か，ほかの専門領域に任せられる部分は何かを検討します。たとえば，ストーマケアの演習は必ず含めないといけない，麻酔の基礎はほかの分野でも教えられているから復習程度でよいなどの検討をします。また，教育機関の教育目標を確認するなかで，今まで十分に教えられてこなかった「機能障害をもつ患者の日常生活の再構築の援助」について学習する時間を確保したほうがよいなどの検討もされるでしょう。

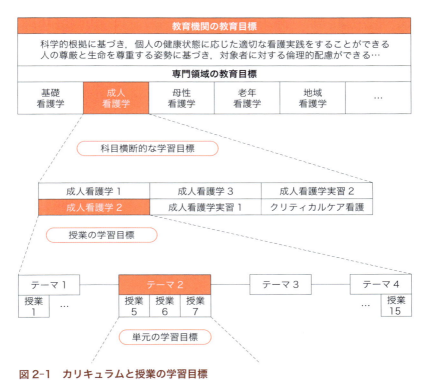

図 2-1　カリキュラムと授業の学習目標

McTighe and Wiggins (2004), p.19 を参考に筆者作成

3 専門家の視点から検討する

　授業は教員の専門性に基づくべきものです。そのため教員は，教えようとする専門分野において何が本質的なのか，数多く生み出されている知識や技術のなかで何が重要なのか，専門家としての自分自身の経験のなかで何を伝えるべきなのかなどを考えて授業を設計する必要があります。

　専門家として重要な学習目標を特定するために，**本質的な問い**に着目するという方法があります（ウィギンズ，マクタイ 2012）。本質的な問い

は，学習目標を明確にしたり中心的な課題を考えたりする手がかりになるものであり，次のような特徴をもっています。

- 唯一の正解がない問いである
- 議論を喚起したり知的刺激を与えたりする問いである
- 分析，評価，推論などの高次の思考が必要な問いである
- 学問分野の重要な考え方に関連する問いである
- さらなる質問を喚起する問いである
- 単に答えるだけでなく論証や立証が必要な問いである
- 初学者・熟達者を問わず何度も繰り返して考えるべき問いである

　本質的な問いには，「健康的に生きるとはどのようなことなのか」といった科目横断的でカリキュラム全体を通して問われるものと，「クリティカルケアを必要とする患者の家族は，どのような看護を望むのか」といった1つの科目で問われるものがあります。担当授業で本質的な問いを考える際には，看護の専門家である自分自身が問い続けている問いを考えるとよいでしょう。
　表2-2は，クリティカルケア看護の本質的な問いの例です。これら

表2-2　クリティカルケア看護の本質的な問いの例

科目特有の問い	・患者の生命維持や苦痛の緩和と，患者の尊厳の維持は両立可能なのか ・クリティカルケアを必要とする患者の家族は，どのような看護を望むのか ・看護師はクリティカルケアを必要とする患者に必要な看護をどのように選んでいるのか ・苦痛を与えてまで行う医療とは何か？
科目横断的な問い	・一家を支える成人が病気になることの意味は何か？ 　(成人看護学に共通する問い) ・安全を保つ看護と安楽を保つ看護の意味は何か？ 　(看護全体に共通する問い)

の問いは，初学者と専門家では質的に異なる答えをもたらすものです。自分の授業に参加した学生には，専門外の者では答えられない重要な概念を含む答えが期待されます。

4 学生の視点から検討する

　授業は学生の学習を支援するものです。そのため教員は，学生がその授業を受講するにあたってどの程度の予備知識や能力をもっているのか，どのようなことに関心を抱いているか，集団としてどのような多様性をもっているのか，卒業後どのような進路を選択するのかなどを考えて授業の学習目標を設定する必要があります。

　このような情報は，教職員からの聞き取りから集めることができます。前任の科目担当者，教務委員や入試担当の教員，学生とよく接している職員などに聞いてみましょう。

コラム　看護師国家試験出題基準をどのように考えればよいのか

　私たち看護教員は看護師国家試験についてどの程度考慮して授業を設計すればよいのでしょうか。学生たちが看護師国家試験に合格できるよう教育することは，保健師助産師看護師学校養成所指定規則に基づく指定を受けた教育機関が果たす役割ですが，看護師国家試験の合格が各教育機関の最終の目標ではなく，私たちは，それぞれの教育機関が掲げる教育理念に基づき，教育目標の達成を目指して教育をしています。

　そのため，自分が担当する授業を設計する際には，自校の教育理念，教育目標，教育課程の編成方針を踏まえ，自分が担当する科目の位置づけなどをわかっておく必要があります。そのうえで，設計した科目の教育内容が「保健師助産師看護師国家試験出題基準」(以下，国家試験出題基準)を満たしているかどうかを点検します。この点検は1科目ご

とに行うのではなく，たとえば成人看護学領域というような，その領域の全科目をみて，国家試験出題基準に示された項目が漏れなく盛り込まれているかを確認します。

　成人看護学概論の場合，まず，この科目がカリキュラムのなかでどのような位置づけにあるかを踏まえて授業を設計します。同様に，成人看護学領域に含まれるほかの科目(各援助論や演習，実習)についても授業を設計します。そのうえで，成人看護学領域の科目全体のなかに国家試験出題基準の「成人看護学」に示された内容が盛り込まれているかどうかを確認します。カリキュラムによっては，成人看護学領域で国家試験出題基準「成人看護学」以外に「疾病の成り立ちと回復の促進」や「健康支援と社会保障制度」などの項目を含む場合もあるかもしれません。また，「必修問題」の項目も確認しておく必要があります。さらに，近接領域との調整もしながら，カリキュラム全体で国家試験出題基準の項目が網羅されているかどうかを確認する必要があります。

　学生が看護師国家試験に合格できるよう教育する必要がありますが，学生が看護師として活躍できるような力を育むことが大事です。そのためには，国家試験出題基準を前提に授業を設計するのではなく，各教育機関の教育理念に基づいた教育目標に重点をおくことこそが大切なのです。
　　　　　　　　　　　　　　　　　　　　　　　　　　(服部律子)

4 学習目標を精選する

1 学習目標を列記する

　学習目標を明確にする際には，「この授業を受けた学生は何ができるようになっているのか」という問いに対する答えを考えてみましょう。これには，ほかの教育機関の**シラバス**♪の学習目標も参考になります。

　また，認知領域，情意領域，精神運動領域という観点からも抜け落ちがないかを確認しましょう。特に認知領域は単なる知識の習得だけでよ

いのか，それとも応用や分析など知識を活用する学習目標が含まれるのかどうかも確認しましょう。

2 優先順位をつける

学習目標を列記したら，重要度に応じて優先順位をつけていきます。優先順位を明確にする際には下記の問いに照らし合わせて判断するとよいでしょう。

- すべての学生が確実に身につけなければならない学習目標であるか
- 専門分野の中心となる概念に関連した学習目標であるか
- 今日でも重要な古典的な論点に関連した学習目標であるか
- 授業終了後も学び続ける基盤となる学習目標であるか

3 実行可能かどうかを確認する

授業には物理的な制約条件もあります。理想的な学習目標を立てても，物理的な制約条件から実行可能性が低い場合があります。そのため教員は，どのような教室で授業をするのか，どのような情報機器が使用できるのか，ゲストスピーカーの招聘はできるのか，予想される受講者数は何人程度なのかといった点も考慮する必要があります。

学習目標が知識の習得であれば大教室での講義でも問題はありませんが，個々の学生の技術の習得を目指すのであれば受講者数，教室環境，協力者の確保などが重要になります。さまざま物理的な制約条件を念頭におき，学習目標の実行可能性を高めておきましょう。

4 学習目標を適切な数に集約する

学習目標の数については教育機関で定められることは少ないようです。

表 2-4 成人看護学概論の学習目標の例

1. 成人期の成長・発達と成人を取り巻く環境について説明できる
2. 成人の健康行動と成人期の健康課題について説明できる
3. 成人看護の基盤となる理論や概念を説明できる
4. 成人期の患者を生活者としてとらえ，QOLの向上を目指した看護のあり方を理論やエビデンスに基づいて説明できる
5. 健康破綻をきたした患者への看護の基本的考え方を説明できる
6. さまざまな健康問題を抱える成人の家族への支援について説明できる
7. 成人とその家族を看護するうえでの倫理問題を明らかにし，倫理的意思決定の支援について説明できる

適切な数として8つ程度の学習目標が推奨されることもありますが，それぞれの授業の位置づけによって異なるでしょう (Millerほか 2009)。学習目標全体が適切かどうかは，以下の観点から確認することができます。

- 学習目標全体が，授業のすべての重要な内容を網羅しているか
- 学習目標全体が，授業のカリキュラム上の目的と整合的になっているか
- 学習目標全体が，自分が教える意義とやりがいを感じられるものになっているか
- 学習目標全体が，望ましい学習を促すものになっているか
- 学習目標全体が，学生の能力や物理的制約条件を考慮して実現可能なものになっているか

表 2-4 の学習目標は，この5つの観点から学習目標の適切さを確認して立てられた学習目標の例です。

学習目標を上位目標と下位目標の2段階で構造化する方法もあります (**表 2-5**)。看護を含む医療系教育においては，GIOと略される一般目標

表2-5 構造化した学習目標の例(母性看護学実習)

1. **周産期にある女性の身体的，心理社会的特性を理解し，アセスメントできる**
    1) 周産期にある女性の身体的，心理社会的特性を説明できる
    2) フィジカルアセスメントの技術を用いて適切に対象を観察できる
    3) 観察によって得られた情報から身体的変化についてアセスメントできる
    4) 児への愛着形成，母親役割の獲得，母子相互作用の観点から心理的側面についてアセスメントできる
    5) 新しい家族メンバーを迎えて拡大する家族への適応の観点から社会的側面についてアセスメントできる
2. **新生児の生理的変化を理解し，健康状態をアセスメントできる**
    1) 新生児の生理的変化を説明できる
    2) フィジカルアセスメントの技術を用いて安全に児の状態を観察できる
    3) 観察によって得られた情報から児の健康状態をアセスメントできる
    4) 分娩侵襲の程度とその回復状態についてアセスメントできる
3. **周産期にある女性への看護を実践できる**
    1) アセスメントの結果から必要な看護を見出すことができる
    2) 必要な看護の優先順位を決定できる
    3) 対象にあわせて看護の方法を決定できる
    4) 対象にあわせた目標を設定できる
    5) 計画に基づいて，指導や支援を受けながら必要な看護を実践できる
    6) 実施したケアについて評価できる
4. **新生児への看護を実践できる**
    1) アセスメントの結果から必要な看護を見出すことができる
    2) 必要な看護の優先順位を決定できる
    3) 安全に保清ケア(沐浴など)を実践できる
    4) 安全にオムツや寝衣の交換を実践できる
    5) 指導や支援を受けながらその他必要な看護を実践できる
5. **母乳育児への支援を試みることができる**
    1) 母体の乳汁分泌状況，乳房と乳頭・乳輪部の状態について，指導を受けながらアセスメントできる
    2) 児の哺乳状態について，指導を受けながらアセスメントできる
    3) 母子の状態から，母乳育児確立に向けて必要な看護に気づくことができる
    4) 母子の状態にあった母乳育児確立に向けたケアを理解できる
    5) 母乳育児確立に向けたケアの一部を，指導や支援を受けながら試みることができる
6. **分娩期の産婦の看護を実践的に理解できる**
    1) 産婦ケアの見学を通して，観察のための技術(レオポルド触診法，胎児心音の聴取，胎児心拍数モニタリング)についてその方法と留意点を具体的に説明できる
    2) 見学を通して自分の言葉で家族中心のケア(Family Centered Care)について説明できる

(General Instructive Objective) と SBO と略される到達目標 (Specific Behavioral Objective) の2段階で学習目標を記述する教育機関もあります。

3章
学習活動を配列する

1 学習活動の順序を考える

1 スコープとシーケンスを理解する

　授業を設計するときの重要な概念は，**スコープ**♪と**シーケンス**♪です（水内 1990）。スコープとは，どのような内容をどこまで教えるのかという学習内容の範囲とその深さを指します。シーケンスは，学習内容をどのような順序で配列するかを指します。スコープとシーケンスは，1930年代のアメリカでカリキュラム論として登場した枠組みですが，現在でも授業や**カリキュラム**♪を設計する際の重要な概念として用いられています。

　学習目標を設定した後は，特にシーケンスを定めることが重要になってきます。ここでは，その具体的な方法について考えます。

2 望ましい学習活動の配列を理解する

　学習内容の配列を考えるためには，初学者が学習しやすいように知識や技能などを構造化することが必要です。下記は代表的な配列の例です。

- 簡単なものから複雑なものへ
- 基礎的な内容から応用的な内容へ
- 時間軸に沿って段階的に
- 一般的な内容から特殊な内容へ

このような一貫した順序に従って配列すると，学生は理解しやすくなります。一方で，順序に沿わない不規則な順番で学習内容が配列されると，学生は混乱する可能性があります。

　また，何を学生に学ばせるかという学習内容だけでなく，どのように学生に学ばせるのかという学習方法の観点も重要です。学習内容と学習方法を含む学習活動という観点から適切な配列を考えましょう。

2 学習内容を配列する

1 単元を取り入れる

　授業の全体像を検討する際には，各回の授業の内容や順序を考える前に，授業全体を複数のかたまりに分けるとよいでしょう。たとえば，15回の授業を担当する際に，授業5回をひとかたまりにして3つに分けたとします。このとき，3つの授業のかたまりを**単元**と呼びます。

　単元は，一定の目標やテーマを中心として組織された教材や経験の単位といえます。そのため，どのように単元をつくるかにはさまざまな方法があります。たとえば，知識の定着を重視する教員は，**教科書**の1章分を1つの単元と考えるかもしれません。あるいは，知識の活用を重視する教員は，知識の習得と練習問題による学習の組み合わせを1つの単元と考えるかもしれません。さらに，1つの学習目標を1つの単元としたり，複数の学習目標をまとめて1つの単元としたりすることもあります。

　新しい単元が始まる回では導入の時間を設ける，単元が終了する回では評価を行うといったように，単元は教員のするべき活動を明示してくれます。

2 課題分析で学習内容を構造化する

授業においてどのような学習内容が必要になるのかがわかりにくい場合，**課題分析**を活用するとよいでしょう。課題分析は，学習目標を達成するために必要な学習内容と順序を明らかにする方法です。たとえば，「褥瘡を予防できる」という学習目標を考えてみましょう。学習者は①生理学の知識，②褥瘡のリスクアセスメント，③褥瘡予防の看護技術などを身につけなければなりません。このように，最終的な学習目標に到達する前に身につけることが必要になる，より具体的な小さな目標のことを下位目標と呼びます。

課題分析のポイントは，期待される最終的な学習成果からさかのぼることです。つまり，「身につけてもらいたい学習成果の前提条件となる学習は何か」を問いながら下位目標と学習内容を決めていきます。

課題分析は，図で示すとよいでしょう。**図 3-1** は「褥瘡を予防できる」という学習目標の3つの下位目標の構成とその要素を書き出したものです。下位目標とその要素を図にすると，それぞれの学習に要する時間の目安の把握にも役立つでしょう。

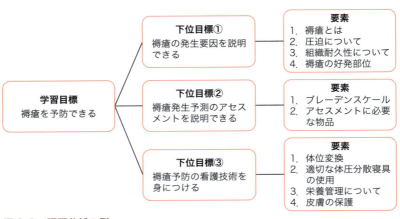

図 3-1　課題分析の例

3 学習内容の配列を決める

　学習内容が明確になったら，それらを授業全体のなかでどのように配列するかを考えます。基礎的な内容から応用的な内容へと配列するのが一般的な方法です。

　成人看護学を例にすると，まず栄養-代謝パターン，排泄パターン，睡眠-休息パターンなど独立したアセスメントを学び，次にそれらの知識を活用して対象を全体的にみる看護を学びます。その後で心肺停止状態の人に対して行う救命処置を学ぶというように，前に学習した内容を前提として組み込んだより応用的な内容へと配列します。

　浣腸や導尿は，排泄障害が予想される場合には実施にあたって看護師の判断によるところが大きい医療行為です。これらの看護技術を習得するにあたっては，無菌操作などの基本的な看護技術が習得できていなければなりません。つまり，基盤となる学習内容(技術)を習得したうえで，より高度な学習内容(技術)を習得するという順序で配列します。

　また，時系列に沿って配列する方法もよく用いられます。たとえば，周手術期の看護を学習するのであれば，術前の看護，術中の看護，術後の看護といったように手術の経過に沿って配列します。また，看護過程であれば，アセスメント，看護問題の明確化，看護計画の立案，実施，評価といった手順に沿って配列します。

　一方で，順序性があまり重要にならない学習もあります。たとえば，栄養指導の授業における疾患別の食事指導は，脂質異常症，高血圧，脳卒中，胃炎，胃十二指腸潰瘍，肝臓疾患，膵炎，糖尿病の8つの事例のどれから学習させてもよいでしょう。

3 必要な学習方法を特定する

1 学習目標に適した学習方法を理解する

　学習活動は，学習目標と整合的であることが重要です。**表3-1**は，**認知領域**の6つの学習目標に対して，どのような学習方法が適しているのかをまとめたものです。学生が知識を記憶する以上の高次の学習目標を設定する場合には，ディスカッションやケースメソッドといった**アクティブラーニング**が必要になることを示しています。

　「事例を用いてアセスメントの方法を身につける」という学習目標の場

表3-1　認知領域の学習目標と学習方法の関係

	知識	理解	応用	分析	総合	評価
講義	○					
双方向型の講義	○	○				
ディスカッション		○				
書く・話す		○	○	○	○	○
各種評価技法		○	○	○		○
協同学習		○				
ピア評価		○		○		○
実験		○	○			
ケースメソッド			○	○	○	○
探究型学習	○		○	○	○	○
問題基盤型学習	○		○	○	○	○
プロジェクト学習	○	○	○	○	○	○
ロールプレイ，シミュレーション		○	○	○		○
サービスラーニング			○	○	○	○
フィールドワーク	○		○	○	○	○

中井俊樹編著(2015)：シリーズ大学の教授法3 —アクティブラーニング，p.34，玉川大学出版部より転載

合，教員が事例の1項目を取り上げてアセスメント方法を例示し，ほかの項目を学生たちにグループでディスカッションしながらアセスメントさせます。その後，グループごとにアセスメント結果を発表させて教員が解説するというような展開になります。

2 学習方法を列記する

　授業の学習目標を達成するには，どのような学習方法が必要になるのでしょうか。まずは学習方法を列記することから始めましょう。学習方法を列記する際には，授業時間内と授業時間外に分けて考えるとよいでしょう(表3-2)。

　授業時間外の学習方法は，基本的に教員や周りの学生がいない状態で学生が1人でできるものにしましょう。たとえば，アセスメントの方法を理解するための授業の事前準備として「疾病治療論1で用いた教科書〇頁～〇頁を読んで，ワークシートの『基準値/成人の平均』欄に値を書き込んでくる」など，1人でできるよう具体的に指示することも必要です。

表3-2　学習方法の例

授業時間内	授業時間外
・講義の聴講 ・観察 ・ワークシート記入 ・ディスカッション ・シミュレーション ・ロールプレイ ・プレゼンテーション ・各種テスト	・文献講読 ・練習問題 ・要約作成 ・映像教材視聴 ・レポート作成 ・グループ学習

4 授業全体の計画を作成する

1 学習活動の流れをつくる

　学習内容の配列と必要な学習方法が明確になったら，コース全体での学習内容と学習方法を含む学習活動の流れをつくります。1回のセッションで学習活動を完結させようと考えるのではなく，セッションでの学習と，授業時間外の学習と，次のセッションでの学習とのつながりを意識することが重要です。

　図3-2は，母性看護学演習の学習活動の流れです。コース全体が，「妊産婦への看護技術」「褥婦への看護技術」「新生児への看護技術」の3つの単元に分けられています。臨地実習で実践する機会の多い褥婦と新生児への看護技術を扱う単元では，それぞれの技術項目を数回のセッションに分けて学習した後，それらを組み合わせて実践するセッションを設けています。つまり，「褥婦のフィジカルアセスメント技術」と「褥婦の観察」，「母乳育児支援，産褥体操」の技術項目を学習した後，「産褥期模擬事例演習」でそれらを看護過程に沿って組み合わせて実践します。「新生児への看護技術」の単元でも，「新生児のフィジカルアセスメント1・2」と「新生児の保清1・2」の技術項目を学習した後，「新生児期模擬事例演習」でこれらを組み合わせて実践します。

　また，授業時間外の学習には，事前の動画視聴や事後の振り返りを取り入れており，いずれの活動も授業時間内の学習と関連させています。これらは，学生の自律的な学びを促したり，知識や技術の定着を図ったりするために組み立てています。

2 計画の実行可能性を高める

　授業全体の学習活動を決めたら，それらを授業計画としてまとめます。授業計画は，教育機関が定めた授業時間，単位制度，学年暦などに

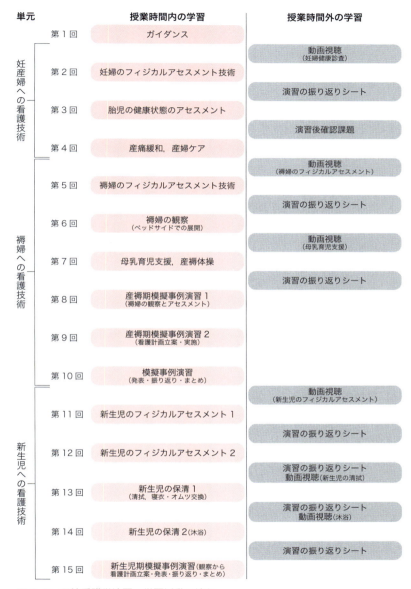

図 3-2　母性看護学演習の学習活動の流れ

フィンク(2011)，p.153 より筆者作成

あわせてまとめます。そのため，一般には次のような点に配慮して決めることになります(中島編 2016)。

(1) 理想的な学習量

学生に課す学習課題を授業時間内・授業時間外の両方について一覧にし，学生が取り組むことができる学習量かどうかを確認します。高い学習目標を達成させるためには多くの学習課題の準備が必要です。

(2) 振り返りの時間の確保

学習の途中で振り返りの時間も確保しましょう。単元などの学習のまとまりが終わったときや課題を与えたときには十分な振り返りの時間を確保します。

(3) 初回の授業

初回の授業は，学生と学習目標を確認し，目標へ向かう意欲を高める重要な機会です。授業の序盤で，学習への自信や興味がもてると，授業期間を通じた学習意欲の維持につながります。

(4) 最終回の授業

最終回の授業を授業設計の段階でイメージしておくことは重要です。最終回の授業では，設定した学習目標を達成できたかどうかを確認する必要があります。最終回に授業全体の振り返りや今後の学習に関する指導を行うか決めておきます。

(5) 学年暦の確認

祝日や学園祭，体育系団体の大会など，学生の学習活動に大きな影響を与える学内外の行事を確認します。たとえば，映像資料をみる授業の次の回に映像に関する議論を行う場合，間に祝日を挟んで 2 週間後になるようなスケジュールは適切ではありません。

(6) ゆとりのある計画

　ディスカッションやグループワークを取り入れると，予想以上に時間がかかる場合もあります。時間が足りないときには扱わない内容を先に決めておくなど，授業の計画にゆとりをもたせておく必要があります。また，中間テストの後には予定外の補習授業が必要になるかもしれません。時間にゆとりをもたせて計画を立てるようにしましょう。

コラム　教室の状況も考慮して学習活動を計画する

　演習科目の配列を考えるとき，看護教育ならではの苦労もあります。その苦労の原因は「実習室」です。順序性を考え，単元を配列してみたら，実習室を共用しているほかの領域と実習室を使用して演習する時期が重なってしまい，間際になってシラバスを変更したという経験が筆者にはあります。

　基礎看護学，成人看護学，小児看護学，母性看護学などそれぞれの看護学領域で実習室が準備されている学校もありますが，基礎看護学と成人看護学が共用しているところや，小児看護学と母性看護学が共用しているところもあるでしょう。そのような場合，実習室の準備や片付けを考慮して，授業が同じ曜日にならないよう時間割を組むことも大事なポイントです。また，2週続けて同じ設定で演習をする場合もあります。その間，設定した状態を維持できればよいですが，同じ週にほかの科目でその実習室を使用する予定があれば，毎回準備と片付けを繰り返すことになります。簡単なセッティングのときは負担にならないでしょうが，ベッドを移動させるなど大がかりなセッティングを伴う場合，それに要する時間と労力は相当なものです。また，授業と授業の合間に実習室を使って学生たちが練習することもできなくなります。

　やむを得ない場合もありますが，たとえば新生児の沐浴と新生児のフィジカルアセスメントなど，順序性が必ずしも決まっていないような演習であれば，学生の授業時間外の学習にも考慮して，同じ実習室を使用する科目の担当教員と話し合い調整しながら，できるだけ効率よく実習室が使用できるよう配列することも必要です。　　　（服部律子）

4章 シラバスを作成する

1 シラバスを理解する

1 シラバスの役割を理解する

　日本の教育機関では**シラバス**が1990年代半ばから広く普及しました。**大学設置基準**や看護師等養成所の運営に関する指導ガイドラインにおいて作成することが求められているため，ほとんどの教育機関でシラバスが導入されています。中央教育審議会の資料において，大学のシラバスは以下のように定義されています(中央教育審議会 2008)。

　各授業科目の詳細な授業計画。一般に，大学の授業名，担当教員名，講義目的，各回ごとの授業内容，成績評価方法・基準，準備学習等についての具体的な指示，教科書・参考文献，履修条件等が記されており，学生が各授業科目の準備学習等を進めるための基本となるもの。また，学生が講義の履修を決める際の資料になるとともに，教員相互の授業内容の調整，学生による授業評価等にも使われる。

　シラバスは単に学生が授業を選択する際の資料ではありません。選択する際の資料であれば，学生にとって選択の余地のない必修科目のシラバスは意味がありません。中央教育審議会の定義に書かれているように，学生の学習を支援するという役割に注目する必要があります。

2 2つのシラバスを区別する

　日本の教育機関で「シラバス」と呼ばれる場合，実は2種類のものが混在しています(中島編 2016)。1つは，各教育機関が用意する様式に沿って作成し，学生が授業選択に使用する文書で，「公開用シラバス」と呼ばれます。公開用シラバスは，一般に教育機関で様式が定められ，A4サイズ1頁程度で基本的な内容が記されます。

　もう1つは，初回の授業で学生に渡す文書で，「初回配付用シラバス」と呼ばれます。初回配付用シラバスは，量にも書式にも制限はなく，担当教員の創意を活かし，より豊富な内容を盛り込めます。10頁以上の冊子として製本することもあります。

　本書では主に初回配付用シラバスを念頭においてシラバスの作成方法を示します。公開用シラバスは，初回配付用シラバスの内容を簡潔にまとめれば作成することができます。

3 シラバスで学習を促す

　シラバスを作成する際には，どのようにすれば学生の学習を支援できるのかを考えましょう。その際に参考になるのは，「学生の頭に浮かぶ全質問を予測する」ことです(デイビス 2002)。

　みなさんが学生だった頃には，何を気にしながら初回の授業に出席していましたか。ある人は，これから始まる授業の全体像を最初に知らなければ落ち着いて学習できないと感じていたかもしれません。またある人は，知的刺激を求め，読む価値のある本をできるだけ多く教えてほしいと思っていたかもしれません。このような学生の気持ちを想像し，できるだけ多くの学生の質問に答えられるシラバスを作成しましょう。

　初回の授業で学生が特に気にする3つの事項は「課題をこなすことができるか」「この教員を好きになれるか」「クラスメイトとうまくやっていけるか」です(Rubin 1985)。課題の内容はもちろん，教員自身の自己紹介

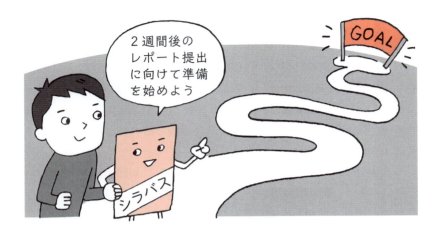

やグループの決め方，課題をこなすうえで参考となる書籍やウェブサイトの紹介までシラバスに載せるとよいでしょう。

シラバスで学習を促すためには，学生にシラバスの内容を理解させる必要があります。特に初回の授業でシラバスについて説明する時間を確保したり，毎回の授業に持参させたりするとよいでしょう。

4 シラバスの記載項目を確認する

表4-1 はシラバスに盛り込むべき項目の例です。詳細な情報を含めると，学生は教員が求めている学習を具体的に把握し学習を進めることができます。

初回配付用シラバスには形式や分量の制限がないので，自由に内容を追加することを試みましょう。シラバスの情報は，少ないよりも多いことが推奨されています（デイビス 2002）。

表 4-1 シラバスに盛り込む項目の例

基本情報	開講学期，配当年次，科目名，科目番号，単位数
教員情報	教員氏名，研究室の場所，内線電話番号，メールアドレス，オフィスアワー
授業概要	授業の目的，学習目標，履修要件，授業方法，授業における重要な問い，標準的な学習時間量
授業計画	各回で扱う内容，各回までに行う課題の内容，課題の提出方法と期限
教材	教科書，参考文献，参考ウェブサイト，必要な学習道具，教材の入手方法，資料の配付方法
評価	評価方法と基準，ルーブリック，授業の欠席・遅刻への対応，試験欠席・課題未提出への対応，不正行為への対応，過去の授業の成績分布，試験の過去問・優秀レポートの例
各種資料	学習アドバイス，専門用語の解説集，公式集，レポートの書き方，学内の学習サポートサービスの紹介
受講ルール	期待される学習姿勢，各教育機関で定められた規則，授業中に守るルール，学問の自由の保障と尊重，著作権保護や学術ルールの遵守，教員との相談の方法
特別な対応	障害のある学生に対する合理的配慮，社会人学生や勤労学生などへの対応，体育系団体の大会参加などによる欠席への対応
授業評価	授業評価の実施方針と実施方法，過去の授業評価結果と教員の対応
安全確保	危険発生時の対応，天災発生時の対応
シラバスの変更	シラバスの内容を変更する際の手続き
受講者へのメッセージ	教員の自己紹介，教員の教育観，受講生への期待

中島編 (2016)，pp.58-59 より筆者作成

2 授業の目的と学習目標を明示する

1 授業の目的を記述する

　授業の目的では，授業の行われる意義を示すことが一般的です。時勢 (世の中の推移)，分野 (領域の特性)，教育機関 (教育目標) の 3 つの観点

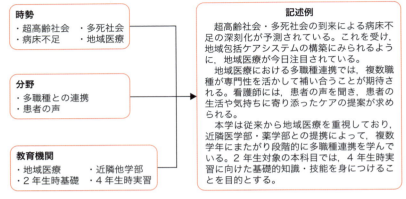

図 4-1 授業の目的を記述するプロセスの例

で考えるとよいでしょう。学生が何をいつどのように学ぶべきかは、これらの影響を受けて定まるからです。特に、**カリキュラム**🖋全体のなかで、この科目 (コース) がどのような位置づけにあるのかがわかるようにします。図 4-1 のように 3 つの観点を総合して、授業の目的を記述するとよいでしょう。

❷ 学習目標を明確に示す

学習目標が明確に伝わるようにすることは重要です。明確な学習目標を書くためには、以下の 3 点に注意するとよいでしょう。

(1) 学生を主語にする

「○○を教える」や「××を概観する」といった表現は教員の目標になります。学生が到達すべき目標を明確に理解し、具体的に行動できるよう、学習目標は学生を主語にして書きましょう。

表 4-2　学習目標の記述に使われる動詞の例

領域	動詞の例
認知領域	定義する，識別する，列挙する，想起する，同定する，説明する，記述する，要約する，区別する，理由を述べる，例示する，解釈する，選択する，応用する，適用する，関連づける，分析する，比較する，分類する，見つけ出す，質問する，推測する，一般化する，構成する，計画する，配列する，総合する，アセスメントする，批評する，判断する
情意領域	認める，気づく，自発的に行動する，支持する，助ける，尊重する，寄与する，反応する，機会を求める，参加する，責任を負う，協調する，協力する，相談する，討論する，提案する，主張する，受容する，配慮する
精神運動領域	模倣する，手順に基づいて実行する，工夫する，演示する，実施する，正確に実施する，時間内に実施する，操作する，調べる，把握する，聞きとる，測定する，持ち上げる，つなぐ，組み立てる，書く，手際よくやり遂げる

オーマン，ゲイバーソン (2001)，pp.12–14，中島編 (2016)，pp.60–61，佐藤編 (2010)，p.8 を参考に筆者作成

(2) 学生の行動で目標を示す

「○○を説明できる」「△△を分析できる」「□□について自分の意見を述べることができる」のように学生の行動として記述しましょう。なお，学習目標を記述する際には推奨される動詞がまとめられています。表 4-2 を参考に学習目標を記述しましょう。

(3) 条件や程度を設定する

条件や程度を設定することも有効です。たとえば「1 人で安全面に注意しながら，3 分以内に○○することができる」という目標は，「1 人で安全面に注意しながら」という条件と「3 分以内に」という程度が設定されており，学習者にとってどこまで到達すべきなのかが明確になります。表 4-3 に，条件や程度を示した学習目標の例を挙げます。

表 4-3　学習目標の例

認知領域	聴取した内容に基づいて，患者の特性に適したケアプランを構成できる
情意領域	患者のもつ価値観を理解しようと心がけ尊重できる
精神運動領域	フィジカルアセスメントスキルを用いて，患者の腹部の状態と症状を把握できる

3 学習目標を点検する

　学習目標が適切に設定されているかどうかを確認するために，SMART というチェックリストがあります(夏目ほか 2010)。作成した学習目標を SMART の 5 つの観点から振り返ってみましょう。

- Specific：獲得する知識や技能が具体的に設定されているか
- Measurable：目標の到達は評価できるものか
- Achievable：学習者が到達可能なものか
- Relevant：カリキュラムや学生のニーズにあったものか
- Time-bound：達成される期限が明確であるか

3 成績評価の方針と方法を明示する

1 教育機関の方針を踏まえる

　シラバスに成績評価を示す際には，所属する教育機関の方針を踏まえた評価であることが重要です。規則に記されている方針だけでなく，慣例的に教員間で共有されている方針もあるでしょう。教育機関や同僚の方針とあわない成績評価は，公平性という観点から問題になるかもしれません。ここでは，成績の評定，評定の分布，成績の活用，各種ルールの 4 点から教育機関の方針を確認しておきましょう。

(1) 成績の評定

成績の評定の段階は教育機関で定められています。優，良，可，不可などの段階の評定なのか，100点満点で到達度を点数で示す評定なのか，合否のみの評定なのかなどを把握しておきましょう。

(2) 評定の分布

評定の分布について，「優の評価は全体の2割程度を目安とする」などと教育機関によって定められている場合があります。また，分布が定められていなくても，ほかの教員の評定がどのような分布になっているのかを把握しておくとよいでしょう。

(3) 成績の活用

学生の成績がどのように活用されるのかを理解しておきましょう。GPAの制度が導入されている場合は，卒業できる成績の水準が定められ，単位を修得しても卒業できないこともあります。また，学生の成績は奨学金や授業料免除対象者の選定基準や個別の学習指導に活用される例もあります。

(4) 各種ルール

単位修得に必要な授業の出席回数，公欠の取り扱い，追試験や再試験の制度，試験中の不正行為者への対応，成績評価に対する異議申し立てへの対応などは，関連規則や学生向けの冊子などで確認しておきましょう。

2 学習目標に沿った成績評価にする

成績評価は学習目標をどれほど達成したかを測定するものです。したがって，シラバスに示す成績評価は学習目標に沿った内容になっている必要があります。成績評価が授業のすべての学習目標に対応しているか

どうかを確認しましょう。学習目標が複数ある場合は，1つの評価方法だけでは対応できないこともあります。その場合，たとえば**認知領域**♪の学習目標は筆記テストで，**精神運動領域**♪の学習目標は実技テストでといったように複数の評価方法で対応します。また，すべての学習目標の評価が期末テストに集中しないように，授業期間の前半や中間にも配置するとよいでしょう。

❸ 方法，基準，配分などを示す

　シラバスには成績評価の方法，基準，配分などを明示しましょう。筆記テスト，レポート，実技テストなどの方法が，授業のどの学習目標と対応しているのかを示すとよいでしょう。また，チェックリストや**ルーブリック**♪を示して，どのような基準で評価されるのかを伝えるのもよいでしょう。小テスト30％，学期末の筆記テスト50％，レポート20％といった配分も明示しましょう。

　また，レポートの提出が期日に間に合わない場合や，筆記テストを事情により受けられない場合の対応などもシラバスに明確に記しておきましょう。どのような場合に，追加の課題を与えるといった救済措置があるのかも示しておくとよいでしょう。

4　授業計画と支援方法を明示する

❶ 各回の学習の内容と方法を示す

　学習目標がシラバスの骨格とするなら，それを肉づけするのが授業計画です。時系列でいつ何を学習するのかを，あらかじめ示します。学生はこれをガイドとして，教員からの指示がなくとも学習を進められます。授業計画は，学習目標と成績評価とに対応させ，両者を円滑に結ぶように配列します。

各回の学習内容を示すには、「多死社会における地域包括ケアシステム」などのように簡潔にテーマを記述するのが一般的です。ただし、テーマだけでは学生に学習内容が十分に伝わらないため、「多死社会、病床不足、地域包括ケアシステム、多職種連携」などと、その授業で学習する概念やキーワードを並べてもよいでしょう。また、「多死社会のもたらす病床不足はいかにして乗り越えられるか」など、その授業での重要な問いを示してもよいでしょう。問いの形で提示すると、初学者であっても理解しやすく、関心を高めることができます。

2 授業時間外の学習活動を示す

　シラバスには事前課題や事後課題など、授業時間外の学習活動を示しましょう。多くの2単位の講義では、15回の授業にあたり90時間分の学習量を期待されており、そのうち60時間分の学習は授業時間外に行う必要があります。学生の学びを充実させるためにも、授業時間外学習は積極的に指示すべきといえます。以下のような方法は参考になるでしょう。

- 各回の宿題を提示する（文献講読、基礎的内容の学習など）
- 各回の冒頭で前回の確認テストを行う（自宅で前回の授業内容を復習しておく必要がある）
- 授業前日までの小レポート提出を課す（授業で教員がコメントする）
- 授業冒頭で**教科書**♪の予習資料を提出させる（それをもとに授業を進める）

3 教科書や教材を示す

　教科書や参考文献のタイトル、著者名、出版社、出版年、価格などを記入します。ただし授業でほとんど使わないのであれば、教科書として

指定せず参考図書として紹介したほうがよいでしょう。参考文献には，それぞれ簡潔な紹介文を付けるとよいです。

また，資料の配付方法も明記します。とりわけ欠席時の資料の入手方法を指示しておきましょう。さらに，参考ウェブサイト，授業にかかわるテレビ番組や映画も載せるとよいでしょう。

4 受講ルールを示す

受講ルールも明確にしておきましょう。教員がこれくらいは常識だろうと思っていても，学生にとっては常識ではないことがあります。お互いが不愉快な思いをしないためにも具体的にルールを記す必要があります。たとえば，以下のような受講ルールがあります。

- 期待される学習姿勢 (自主的な学習，積極的な発言，能動的な授業参加など)
- 教育機関や授業のルールの遵守 (私語厳禁，授業中の飲食不可，試験などでの不正厳禁など)
- 学問の自由の保障 (明らかに非倫理的でない限り，外部からの介入を受けないなど)
- 著作権保護とレポート執筆のルールの遵守 (盗用・**剽窃**(ひょうせつ)の禁止，正しい引用方法など)

5 オフィスアワーを示す

オフィスアワーとは，授業内容などに関する質問・相談を学生が気軽にできるように設けられる，教員が研究室で待機する時間帯のことです。これを確保するためには，教員はほかの担当授業や会議などを含む自らのスケジュールをきちんと把握しておく必要があります。そのうえで空き時間の一部をオフィスアワーに当て，「○曜日○時〜○時」と示し

ます。週に複数設定できれば，学生は訪問しやすくなります。事前予約を必要とする場合には，その旨も明記します。

　ただし，たとえシラバスに示してあっても，オフィスアワーの意味を理解していない学生は多くいます。そこでオフィスアワーの研究室訪問を，授業中に繰り返し勧めることも必要でしょう。さらに学生の訪問に備えて，相談しやすい環境を研究室に整えておくことも大切です。

> **コラム　初めてのコマシラバス**
>
> 　筆者が教育学の授業を担当する看護学校ではコマシラバスを事前に準備することが求められます。筆者は『比較教育学事典』でシラバスという用語について解説を書いたことがありますが，コマシラバスという用語は初耳でした。
>
> 　コマシラバスとは，1コマごとの授業計画を詳細に示したものです。本書で使用した用語で説明すると，シラバスがコースを設計したものに対して，コマシラバスがセッションの内容を重視して設計したものになります。コマシラバスに記入する内容は，授業全体（コース）との関係，授業内容や目的，キーワード，予習や復習の内容，教材などです。調べてみると，コマシラバスは看護学校以外にも小学校などさまざまな学校で使用されているようでした。
>
> 　筆者がはじめてコマシラバスを書いたときに最も苦労したのは，各回の授業のキーワードを5つ書くという作業です。授業の要点を5つのキーワードに集約するという作業には悩みましたが，結果的には自分自身の頭が整理され，学生にも要点が明確になるという点でよかったのではないかと思います。
>
> 　コマシラバスは日本独自の用語です。日本のシラバスが海外のシラバスと異なるため，コマシラバスが誕生したのではないかと考えます。アメリカにおいて，学生が授業を選択するための授業の計画の資料は，コースカタログなどと呼ばれ，初回の授業で受講者に配付する何ページもある資料がシラバスです。一方，日本においては，学生の授業選択用の資料もシラバスと呼びます。そして，日本ではシラバスは簡潔に書かれている場合が多いため，毎回の授業における学習を支援する情報が不足しています。また，看護の授業ではオムニバス形式の授業

が多く，各セッション間の関係性が明確でない場合もあります。それらの課題を解決するために，コマシラバスが活用されているのではないかと推測します。　　　　　　　　　　　　　　　　（中井俊樹）

5章 複数教員による授業を設計する

1 複数教員による授業の特徴

1 複数教員で教える機会は多い

　看護の授業では，複数教員で教える機会が多くあります。たとえば，看護技術の授業では，学生をグループに分け，各グループに教員がついて教えることがあります。また，成人看護学の急性期看護と慢性期看護の両方の内容を含むような科目では，それぞれを専門とする教員が授業を分担するような場合もあります。小児への看護方法を，小児看護学を担当する複数の教員で分担するような場合もあるでしょう。このように，看護教育においては，さまざまな形で1科目(1つのコース)を複数の教員が担当する場合があります。

2 複数教員で教える利点を理解する

　複数教員で授業を行う利点には，次のようなものがあります。

- 多様な視点や経験を伝えることができる
- 多様な教え方を取り入れることができる
- 授業経験の浅い教員に，教え方を学ばせる場を提供できる

　複数教員による授業では，多様な視点や経験を取り入れられます。たとえば，メンタルヘルスを扱う場合，家庭，職場，学校など複数の場面

の専門家がいれば，1つのテーマをより深く学ぶことができます。つまり，それぞれの場面での職業経験のある教員がいれば，1人の教員では紹介できない経験や状況を示すことができます。

複数教員で授業を行うと，学生は多様な教え方に触れることができ，学習経験を広げることができます。たとえば，資料は少ないが対話的な講義ができる教員から学ぶ経験に加えて，写真や図表を多く用いた講義資料を用意できる教員から学ぶ経験ができると，学生の理解度が高まります。

授業経験の浅い教員にとっては，複数教員による授業への参加は授業方法を学ぶ機会になります。ほかの教員の授業の観察や授業の一部に責任をもって教える経験は，看護教員としての成長につながります。

❸ 複数教員で教える授業の4類型

複数教員で教える授業には，**表5-1**のようなタイプがあります(Cook 2004)。

チューター参加型は，教員が学生の目標達成を促す助言者として参加する授業の形態です。主担当教員の指示のもとで，ほかの担当教員は学生指導の補佐を行うことが多く，授業の設計は比較的容易です。

並行授業型は，学生をいくつかのグループに分け，同じ内容を複数の教員で教える授業の形態です。設備や実習受け入れ先の都合で一定数の学生しか受け入れられない場合は，複数教員が複数の教室や設備で同じ内容を教えます。

オムニバス授業型は，複数の教員が1つの授業にかかわり，1人が1回〜数回を単独で教えながら順番に別の内容を教える授業の形態です。呼吸器，神経，循環器など器官別の健康問題や看護問題を扱う授業のように，1科目のなかで，いくつかの分野に分けて教える授業で取り入れられています。オムニバス授業は学生に提供する知識が断片的になりやすく，主担当教員にとって授業設計の難易度は高くなります。

表 5-1　複数教員で教える授業のタイプ

タイプ	特徴	適した目的	授業設計の難易度
チューター参加型	教員の授業に別の教員が参加して，一方が講義中にもう一方が学生の個別指導を行う	・学習や活動のプロセスが重要であり，学生の活動を注意深く観察する必要がある場合	低
並行授業型	学生をいくつかのグループに分け，同じ内容を複数の教員で教える	・少人数での指導が効果的であることが明らかな場合 ・教室や施設の都合で，一度に一定数の学生しか参加できない場合 ・セミナーなど，学生の議論が重要な授業の場合	中
オムニバス授業型	複数の教員が1つの授業にかかわり，1人が1回〜数回を単独で教えながら順番に別の内容を教える	・学習内容が多岐にわたり，順序を問わずに学べる場合 ・理論と実践など，高度な内容を分業して教える場合 ・初学者に全体的な内容を教える場合	高
チーム授業型	複数の教員で1つの授業を同時に教える	・卒業学年の授業や大学院の授業など，非常に高度な内容を教える場合 ・専門分野の異なる学生を同時に教える場合 ・多様なアプローチが求められる内容を教える場合	高

Cook (2004)，pp.16-21 より筆者作成

チーム授業型は，毎回の授業を2人以上の教員で実施する授業の形態です。異なる視点での考察を求めたり，専門家同士の真剣な議論に学生を巻き込んだりすることができます。主担当教員はほかの担当教員の協力を得て授業を設計する必要があります。

4 一貫性や継続性が課題になる

複数教員による授業の代表的な形式であるオムニバス授業は，学生から

の評価が低くなりやすいことが多くの教育機関で指摘されています。これは，授業の一貫性や継続性が失われやすいためです (尾澤 2008)。オムニバス授業は，**表 5-1** に示すように授業設計の難易度が高く，主担当教員とほかの担当教員との間で十分なコミュニケーションがとられていない場合，学習目標の達成が困難となります (Cook 2004)。また，過去には教職大学院における**カリキュラム**について，次のような指摘もされています (中央教育審議会 2006)。

> ともすれば大学において教員側の諸都合から採用されてきたような単なる担当者間の持ち回りとしてのオムニバス形式とすべきではない。複数の担当者が分担する形式とする場合であっても，当該科目の履修により修得させるべき資質能力及び全体の履修計画におけるそれぞれの分担内容の位置づけ・役割が，全ての担当者の共通理解のもとに明確化された上で行われるようにする必要がある。

学問分野は異なりますが，看護教育機関の授業においてもあてはまる指摘といえるでしょう。

2 複数教員で授業を設計する際の留意点

1 設計の原則は変わらない

複数教員で教える場合も，授業を設計する原則は 1 人で教える場合と同じです。すなわち，授業の目標，方法，評価の 3 つに整合性をもたせることです。しかし，複数教員で授業を行う場合，教員間で学習目標の理解にズレが生じる，評価の基準に差が生じるなどの問題が起こりやすくなります。まずは，担当する教員全員が，授業を設計する原則を再確認することから始めましょう。

2 協力し合える関係性が重要

　複数教員で授業を行う場合は，授業の設計に加えて教員の組み合わせも重要です。複数教員で授業を行う際には，次のような教員の組み合わせが重要であることが指摘されています (Eisen and Tisdell 2003)。

- 担当教員同士が，お互いに敬意をもって接している
- 担当教員同士が，相手の意見に対して(特に任期付教員が任期のない教員に対して)不同意を示すことが自由にできる関係をもっている
- 担当教員の専門領域が相互に補完的である
- すべての担当教員が，成績評価の方法，授業の内容，授業の進め方などを決めるにあたって，他者のやり方を進んで受け入れる寛容さをもっている

　こうした条件を満たせない場合は，授業を調整する主担当教員が，まずは授業開始前に，担当教員間での交流会を設けたり，お互いの研究成果を発表する研究会を開催したりして，担当教員同士の人間関係を良好にする機会を設けましょう。

3 打ち合わせで役割を明確にする

　授業の設計段階で，担当教員が全員出席する打ち合わせの機会をもちましょう。打ち合わせでは，すべての教員が授業の目標，評価，実施計画に関して発言できるよう，主担当教員が配慮します。**シラバス**を構想する段階と，シラバスを確認し，お互いの授業内容を持ち寄って検討する段階の2段階で行えるとよいでしょう。
　また，主担当教員からほかの担当教員に期待する役割を明確に伝えます。各教員はある分野の専門家であり，過度な指導や介入を嫌い，教える

内容や方法を自律的に決めたいと考えています。評価にはかかわるのか，授業で使用する教材は各教員が自由に選べるのかなど，どこまでを教員間で調整して行うか，どこまでを各教員の裁量に任せるかを明確に伝えましょう。

　授業設計の際は，主担当教員が中心となって設計します。そのうえで，ほかの担当教員に説明し，意見や疑問点を求めます。意見や疑問点をもとに，主担当教員が再調整し，各教員の役割を決めます。

4 学生の学習状況を共有する

　複数教員による授業では，学生が学習目標を達成するためにも学生の学習状況を共有して議論することが重要です (Crow and Smith 2003)。たとえば，ある教員は，学生が実習で失敗をしたとみているとき，別の教員はよい成長の機会を得たとみている場合があります。授業の目標や評価について十分な意見交換をしていても，こうした学生の成果に関する認識の違いは頻繁に起こります。

　そのため，複数教員による授業では予習課題，小テスト，レポート，実習日誌など学生の提出物があれば，すべての教員で共有したほうがよいでしょう。また，毎回の授業で学生に簡単なアンケートを実施し，その結果をすべての教員で共有しましょう。学生の成果や意見に基づいて学生の学習状況を把握することで，教員間の認識の違いを小さくすることができます。

3　オムニバス授業における工夫

1 オムニバス授業に適した科目を理解する

　オムニバス授業が特に取り入れられているのは，1人の教員では扱えない専門性の高い内容を集約した科目です。たとえば，成人看護学領域

の慢性期の看護についての科目で，消化器系，循環器系，脳・神経系といったように，器官系統別に分けて疾患をもつ人への看護を教える場合です。それぞれの教員の専門性から得意とする部分を分担することで，専門的な内容を教えることができます。また，複数の看護学領域にまたがる科目でもオムニバス授業を取り入れることがあります。看護倫理で生殖医療，小児医療，終末期医療，在宅医療や介護など医療場面別の倫理的問題を，母性看護学，小児看護学，成人看護学，在宅看護学の教員が基礎看護学の教員とともに担当することで，より具体的な臨床場面に基づいて教育できます。

2 オムニバス授業の調整役を務める

オムニバス授業には1人の教員では扱えない広い内容を教えられるという長所がある一方で，毎回の授業の関連性や授業全体の目的が曖昧になりやすいという短所もあります。その短所を補うためには，授業にかかわる者同士が自らの立場を踏まえて調整する必要があります。まずオムニバス授業の主担当者として授業全体の調整を行う場合は，次の点に注意して授業を設計します(脇田ほか 2000，池本ほか 2006，島田ほか 2015)。

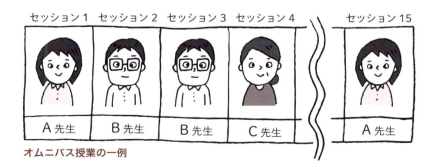

オムニバス授業の一例

- 主担当教員以外の担当教員は授業分担者として参加するという設計にする。主担当教員は毎回の授業で授業の目的を学生に説明したりまとめを行ったりする
- 授業分担者として参加する教員は，必要最小限の人数にとどめる
- 学生が活動する時間を確保する。講義時間を短くしたり，講義全体を複数に分割 (15 分の小講義を 3 回など) したりして，学生が考えたり話し合ったりできるような時間を確保する
- 新たな授業分担者が登壇する際は，主担当教員が，その授業内容が授業全体の目標のどこに位置づくかを学生に説明する
- すべての授業分担者が集合し，相互に質問や議論を行う機会をつくる

3 オムニバス授業に授業分担者として参加する

　オムニバス授業に授業分担者として参加する場合は，主担当教員の設計したシラバスをよく理解して担当授業の準備を行います。また，自分が参加する意義を主担当教員に確認するため，打ち合わせでは次のような質問をするとよいでしょう (Bess 2000)。

- 自分が果たす役割はどのようなものか？ (講義のみ，講義と議論の支援，講義とレポート課題の提示など)
- 自分が授業にかかわる日は特定の日か，学期全体を通じてかかわるのか？
- 学期中に主担当教員とどのくらいの頻度で打ち合わせの機会をもつか？
- 授業内容に異議がある場合は，どのようにすればよいのか？

　上記の質問からもわかるように，授業分担者は主に担当する授業が 1 回であっても 5 回であっても，授業全体の目標達成のために参加するこ

とに違いはありません。授業分担者は，次のような方針でオムニバス授業に臨むとよいでしょう (Leavitt 2006)。

- 自分の担当回の授業の準備の際に，主担当教員やほかの授業分担者に計画や教材の原案を示してコメントをもらう
- 自分の担当回以外の授業にもできるだけ参加するようにする
- 授業に関する打ち合わせにはすべて参加する
- 自分の担当回の授業に，ほかの教員の授業で扱った内容を取り入れる

4 オムニバス授業の成績評価を行う

　オムニバス授業の難しさの1つに，学生の成績評価があります。これは，学生も同様に感じていることで，オムニバス授業では成績がどのように決まるのか，複数教員の間で一貫した評価が行われるのかなどの不安を感じています (Leavitt 2006)。

　成績評価の方針は主担当教員が設計し，原則として主担当教員がすべての学習活動に対して評価を行うようにしましょう。たとえば，レポートを課題とした場合は，主担当教員が採点用の共通の**ルーブリック**を用意し，各教員にルーブリックに沿った課題を用意してもらったうえで，レポートの採点は主担当教員のみが行うようにします (George and Davis-Wiley 2000)。また，授業開始前にすべての担当教員に5問程度の多肢選択問題を準備してもらうといった統一的な評価方法を活用してもよいでしょう。

4 チーム授業における工夫

1 個別指導に適している

　チーム授業は，共同授業やティーム・ティーチングとも呼ばれ，毎回の授業を2人以上の教員で実施する授業を指します。チーム授業が求められる場面には，大きく2つあります。

　1つは，看護技術の習得のように，できるだけ個別の指導や観察が必要な場面です。たとえば，採血の指導では，まず全員に対して手順を説明し，ペアワークの進め方や疑問点を確認します。その後，学生を2人1組にして教員が個別に指導します。技術の習得プロセスでは個人差が大きいため，全員の学生を1人の教員が指導することは困難だからです。

　もう1つは，実習後のカンファレンスのような，多様な立場の教員が求められる場面です。異なる解釈や意見を出したり，そうした対立をどのように解決するかのプロセスを示したりすることは，複数の教員がいなければ行うことができません。看護教育では，チーム授業は効果的な教育を行ううえで不可欠の授業形態といえます。

2 チーム授業の準備の留意点

　チーム授業では，教員間で密な連携が求められ，授業の準備に要する時間も大幅に増えます。チーム授業を設計するうえでの原則として次の3つの点が示されています (Leavitt 2006)。

(1) 授業の準備はすべて共同で行う

　チームで授業を行うには，単に内容をすり合わせるだけでなく，各教員がもつ授業や評価に対する考え方なども含めて調整しながら授業をつくる必要があります。また，授業設計時に教員だけでなく教員の指導を

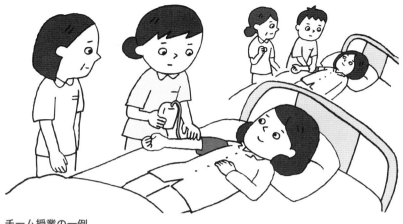

チーム授業の一例

受ける学生を 1 人加え，学生の視点から授業の内容や進め方でわかりにくい点がないかについて意見や質問を受けながら設計する例もあります。

(2) 授業の予行演習を行う

　授業中に教員同士でのディベートなどを実演する場合は，打ち合わせの段階で，リラックスした雰囲気で実際の進め方に沿って議論をします。その記録をとり，授業では一定のシナリオに沿って議論すると，授業時間内でまとまりのある授業がつくれます。

(3) 学習者として参加する

　授業に専門家として参加するのではなく，学習者として学生とともにチームの教員から学ぶ立場で参加します。学生は，教員の学ぶ姿からも学び方や考え方を学ぶことができます。

3 チーム授業の課題と向き合う

　チーム授業を担当するなかで，問題に直面する場合もあります。よくある問題には，次のようなものがあります。

　第一に，入念な事前の調整にもかかわらず，教員間で授業中に使用する用語や前提についての齟齬が生じる問題です。教員が受けた教育や看護経験の違いから生じる場合があります。これらは放置すると学生の混乱を招くことにつながります。

　第二に，教員間で感情的な対立や緊張関係が生じる問題があります。意見や解釈に関する対立は学習内容を多様な側面から理解する機会になりますが，これが教員間で感情的な対立に発展する場合があります。担当する教員全員が，学生が学習目標を達成するためにどのように教育するのがよいかを協議するように心がけましょう。必ずしも正解がないことから，教員全員が現状にあった最善の方法を選択する意識をもち，多様な意見を取り入れ，吟味しながら合意が得られるよう話し合うことが重要です。

　第三に，チーム授業は誰の成果なのかという点で教員間で対立する場合があります。たとえば，対外的には主担当教員1人の科目として扱われている場合，そのほかの教員は自分の貢献が正当に評価されるのかということについて疑問をもちます。特に，授業分担者のもつ教材などの知的財産が，ほかの教員に帰属するような扱われ方がされないように注意する必要があります。

第2部

教育評価の基本と方法

6章 教育評価の基本を理解する

1 評価の力を理解する

1 評価は重要だが難しい

　成績評価は，専門家である教員が単位の認定を通して学生の学習成果の質を保証する大切な行為です。また，学生の学習成果を適切に評価することは，教員の社会的責務といえます。特に看護教育においては，知識や技能が不十分な卒業生を輩出することは，教育機関の評判を落とすだけでなく，看護現場に大きな迷惑を与えかねません。

　一方，多くの看護教員は評価が難しいと考えているようです。どのような評価方法が適切なのか，悩む教員も少なくありません。たとえば，学生の問題解決能力をどのように評価すればよいのか，学生の態度面をどのように評価したらよいのかなどの悩みをもっている教員もいます。採点の段階においても，成績の分布はどうしたらよいのか，レポートを採点する基準が最初と最後でずれて困っているなどの悩みをもっている教員もいます。

2 難しいのには理由がある

　多くの看護教員が評価を難しいと考えるのは当然だといえます。なぜなら，評価が難しいのには理由があるからです。

　まず，学生の頭や心のなかは直接みえないからです。学習の成果を測定するのは，身長や体重を測定するのとは異なります。たとえば，学生

が一定量の知識を身につけたかどうかは，テストなどを通して間接的に確認するしかありません。しかし，テストに費やすことができる時間は限られているので，学習した内容すべてを確認することはできません。同様に，学生が望ましい態度を身につけたかどうかも，直接確認することはできません。その学生に問いかけて考えを述べさせたり，望ましい態度が実際に行動に現れているのかを確認したりすることで間接的に確認するしかありません。

　また，評価は学生と教員の双方に不安を与える可能性をもっています。テストを受けることに学生は負担やプレッシャーを感じるかもしれません。他方，教員にとっても，学生に低い評価や落第点を与えざるをえない場合，学生の人格を否定しているように思われて，心理的抵抗があるかもしれません。

3 評価は学習を変える

　評価は学生の学習に大きな影響を与えます。教育学者のブラウンは，評価の影響力について下記のように端的に述べています（Brown ほか 1997, p.7）。

　　学生の学習を変えたいのなら，評価の方法を変えなさい

　どのように評価されるのかという情報から，学生は授業のなかで何が重要であるのかを理解します。たとえば，筆記テストのすべてが4つの選択肢から正しいものを選ぶ**多肢選択法**であることがわかれば，そのような問題形式に適した内容が重要であると考えます。選択肢から選べばよいと思えば，専門用語の漢字を覚える必要はないと考えてしまうかもしれません。また，以前に作成した筆記テストと同じ問題を毎年使い続けていたら，学生が上級生から過去の問題を入手し，その問題の範囲しか学ばないということにもなりかねません。

このように評価が学習に影響を与えることを**ウォッシュバック効果**と呼びます。評価は使い方次第で、学習を促すことにもなるし、学習を妨げることにもなるのです。

4 評価は授業を改善する

筆記テストを採点した後で「今年の学生は出来が悪いな」とつぶやいたことはありませんか。筆記テストやレポートの結果には、学生が授業の学習目標をどの程度達成しているのか、学生がどのような内容を身につけられなかったのかが反映されています。学生の学習成果が十分な水準に達しなかった場合、学生の学習に対する取り組みに課題があったと考えることもできますが、教員の授業の内容や方法に課題があったと考えることもできます。つまり、評価の結果を活用することで、多くの学生が身につけられなかったところはどこかなどを分析し、教員の授業の改善につなげていくことができるのです。

2 評価の構成要素と種類を理解する

1 5つの構成要素を理解する

教育に関する評価を教育評価と呼びます。教育評価には、教員が学生の成績を決めるための成績評価や学生が授業について意見を伝える授業評価など、さまざまな評価が含まれます。そのため、教育評価を整理して理解するには、5つの構成要素に注目するとよいでしょう。

5つの構成要素とは、評価目的、評価主体、評価対象、評価基準、評価方法です。つまり、評価を実施するには、何のために、誰が、何を、どのような尺度を使って、どのような方法で行うのかといった要素を決めることが求められます。

(1) 評価目的：何のために評価を行うか

　教育における評価は，必ずしも成績判定のみを目的としません。学生の学習を改善することや教員自身の授業を改善することも評価の目的になります。

(2) 評価主体：誰が評価を行うか

　評価者は教員以外にはありえないと考えるかもしれません。しかし，学生自身や学生相互に評価させるのが適切な場合もあります。ただし，最終的な授業の成績判定は担当する教員が責任をもたなければなりません。

(3) 評価対象：何を評価するのか

　学生が理解したかどうかを評価する場合もあれば，理解したうえで実技ができるかどうかを評価する場合もあります。また，学生の態度面を評価しなければならない場合もあるでしょう。評価対象は，学習目標によって定まります。

(4) 評価基準：どのような尺度で評価を行うか

　評価にはどの程度身についたのかを示す評価基準が必要になります。設定された学習目標に対する到達の程度や，学生の集団のなかでの相対的な位置などが評価基準として用いられます。

(5) 評価方法：どのように評価のためのデータを収集するのか

　筆記テスト，実技テスト，レポートが一般的に利用される方法ですが，評価対象によっては観察や面接などの方法が効果的な場合もあります。

2 目的別の評価を理解する

　学生の学習を評価する時期によって，**診断的評価**，**形成的評価**，**総括的評価**に分けることができます。この3種類の評価は目的が異なります。

(1) 診断的評価
　診断的評価とは，指導を行う前に実施し，その時点での学生の準備状況である**レディネス**を把握するための評価です。教員はこの情報をもとに授業の計画を修正することができます。実際に小テストをして確認することもできますが，「これまでパワーポイントを使って発表をしたことがある人は手を挙げてください」などとクラス全体に口頭で簡単に確認することもできます。

(2) 形成的評価
　形成的評価とは，指導の途中に行われるもので，学習目標に沿った成果が得られているかについて把握し，それ以降の教育に活用するための評価です。特に学生が学習につまずきそうな場面で形成的評価を取り入れることが有効です。たとえば，授業の途中で学生に**発問**したり，小テストを実施したり，教室を歩きながら学生のノートを確認したりといった活動が含まれます。

(3) 総括的評価
　総括的評価とは，授業が終了した後に実施し，学習活動の成果を全体として把握するための評価です。授業の学習目標に照らし合わせて最終的に学生の成績を判定するために用いられます。期末テストやレポートによる評価などが含まれます。

3 主体別の評価を理解する

誰が評価を行うかという観点から，**他者評価**🔖，**自己評価**🔖，**相互評価**🔖 の3つに分類することができます。さまざまな主体の評価を取り入れることで，学習や評価を効果的にすることができます。

(1) 他者評価

教員が学生を評価するのは他者評価の1つの形です。演習や実習においては，**模擬患者**🔖，ほかの医療者，患者・患者家族などのさまざまな他者による評価もあります。特に実習においては，複数の評価者によって評価されることが効果的な場合があります。

一方，学生による教員への評価も他者評価です。たとえば，**授業評価アンケート**🔖により学習内容や授業に対する満足度などを回答してもらう方法が代表的です。

(2) 自己評価

学生自身による評価は自己評価です。自己評価の長所は，学生が自らの学習を振り返り，学習の改善を促すことができる点です。学習を振り返るうえでは，単に自分のできている点やできていない点を確認するだけではなく，これからどのように学習を進めていくべきかという具体的な行動も明らかにする必要があります。その過程において，自律的な学習者に必要な学習に対する**メタ認知**🔖の能力を高めることが期待できます。

学生のなかには，自己の学習成果を高く評価する人もいれば，低く評価する人もいます。実際には能力の低い者が自分の能力を高く評価してしまうということを，**ダニング・クルーガー効果**🔖といいます。そのため，自己評価を上手に活用するための工夫として，評価の基準を明確にすること，自己評価とともに他者評価の結果も確認すること，評価結果に至るまでのプロセスを明確にすることなどが挙げられます。

(3) 相互評価

　同じ立場で相互に評価を行うのが相互評価です。ピア評価や同僚評価ということもあります。相互評価の長所は，学生の学習態度や行動など，教員が個別に把握しにくい部分を評価できる点です。また，評価者となる学生は，相互評価を通して学習のポイントを理解することができ，自らの学習の改善に役立てることができます。

　相互評価を効果的に実施するためには，学生同士がお互いを理解し，ほかの学生からの批判を受け入れる雰囲気が醸成されている必要があります。

4 基準別の評価を理解する

　評価を行うには，学習がどれだけ進んでいるのかを測る物差しが必要です。それを評価基準といいます。評価基準の違いによって，**絶対評価**，**相対評価**，**個人内評価**に分類することができます。場面に応じて，この3つの評価を効果的に活用する必要があります。

(1) 絶対評価

　設定された学習目標に照らして学生の到達度を評価する方法です。学習目標への到達度によって評価するため，学生全員が優の評価に値する水準に達したと判断すれば，全員に優の評価を与えることもできます。一方で，合格の水準まで達成した学生がいないと判断すれば，誰にも合格点を与えないということになります。

(2) 相対評価

　集団のなかでの相対的な位置によって学生を評価する方法です。たとえば優が20％，良が50％，可が30％程度などと，成績の分布が決められた評価です。仮に優れた学習成果を残す学生が多数存在していた場合でも，優の評価を与えることのできる人数は限られてしまいます。相対

評価を使用する際には，点数のばらつきが十分に出るような評価方法を使用する必要があります。学生の半数が満点をとるような筆記テストでは，上位 20% に優の評価を与えるといった相対評価を用いることはできません。

(3) 個人内評価

個人の特性や能力を基準として，その成長度合いによって評価する方法です。教員の設定した学習目標や他人との比較から相対的に評価されるのではない個人に即した評価です。「先週よりも努力しましたね」「筆記テストはよくなかったですが，実技はよくできていました」といったように個人の努力や成長を前向きに評価することができます。

3 適切な評価方法を選択する

◼ さまざまな評価方法を理解する

(1) 筆記テストによる評価

筆記テストには，解答の選択肢を与えて選ばせるように採点が明確な**客観テスト**と，学生が自由に答えることのできる**論述テスト**があります。

(2) 実技テストによる評価

看護技術の習得を目標とする授業では，学生に実演させて評価します。同様に，医療機器の操作やプレゼンテーションなども実演による評価が適しています。

(3) 成果物による評価

課題として学生に成果物をつくらせ，それを評価する方法です。成果物にはレポート，論文，書評，ポスター，看護計画，看護記録などが

含まれます。個々人で作成するだけでなく，グループで作成する場合もあります。

(4) 観察による評価

評価の時間を特別に設定しなくても，教員は学生の学習状況を評価することができます。たとえば，受講態度，ノートのとり方，グループワークにおける貢献度など，日々の授業のなかで評価できることがあります。実習中には，患者とのかかわり方や援助，実習中の態度などを観察によって評価します。

(5) 対話による評価

面接して学生と対話する時間が確保できるのであれば，対話を通して授業内容に対する理解や考え方を確認することは有効な方法です。実習中に学生が行った援助について評価する場合，学生がどのような意図をもって実践したのか，実践を通してどのように感じたのかなどを確認することができます。

(6) ポートフォリオ評価

学習のプロセスを含めた評価として**ポートフォリオ**評価があります。ポートフォリオ評価とは，学生が授業のプロセスで作成したメモ，小テスト，質問カード，ワークシートなどを蓄積して，学生の学習に対する自己評価を促すとともに，学生の学習活動の全体像を評価するものです。

2 適切な評価方法を選ぶ

さまざまな評価方法のなかからどのように適切な方法を選んだらよいでしょうか。ここでは評価方法を選ぶための5つの視点を紹介します。それぞれの視点から評価方法をみたうえで，適切な評価方法を選びま

しょう。

(1) 教育性

「評価の客観性や厳密性より教育性のほうが，無条件に優先されるものである」と指摘されています（梶田 1988）。評価は単に学生の学習目標への到達度を測定するためのものではなく，学生のさらなる学習を促すものを選びましょう。

(2) 妥当性

妥当性とは，学生の学習目標の達成度を測定するのに，その評価方法が適切であるかどうかです。たとえば，技能の習得を評価したいのに筆記テストを用いるのは妥当性という観点から適切とはいえません。

(3) 信頼性

信頼性とは，同じ評価方法を繰り返し行っても同じような結果が得られるかどうかです。たとえば，設問が正しいか，誤っているかを判断する**正誤法**の 4 問から構成される筆記テストでは，たとえすべての正解がわからなくても 1/16 の確率で満点をとる可能性もあり，信頼性という観点から適切とはいえません。

(4) 公平性

公平性とは，評価がすべての学生にとって公平なものになっているかどうかです。すべての学生に対して同じ条件で一律に評価を行うことが，必ずしも公平であるとは限りません。たとえば，県内出身者にしか理解できない文脈を使った問題は，公平性という観点から適切とはいえません。

障害のある学生に対しては，本人の申し出に応じて問題用紙を拡大したり，特別に試験時間を延長したりするなどの合理的配慮を提供することで公平性を確保することができます。

(5) 実行可能性

実行可能性とは，時間や経費などの観点から実際に評価ができるかどうかです。学生の学習成果を評価する際に，個々の学生にじっくり時間をかけることは理想です。しかし，現実には限られた時間や経費などで可能な範囲で最善の方法を選ぶ必要があります。

4 授業に評価を効果的に組み込む

1 学生の学習活動を促す

教育機関において最も重要なのは人を育てることです。筆記テストなどを使って学生を1位から最下位に順位づけすることはできますが，何よりも大事なことは，学生の学習を促し学習目標を達成できるよう支援するために評価を活用することです。学習の改善につながる形成的評価こそが教育機関において最も重要ということもできるでしょう。

筆記テストやレポートなどの課題は，成績を判定するためだけのものではありません。筆記テストやレポート作成に臨み，学生はこれまで学んだことを復習したり整理したりします。また，学生が自分の理解度を知って，自分に必要な学習内容を確認することができます。

学生の学習を促すためには，学期末の一度の試験によって評価するのではなく，授業のなかで複数回にわたって多様な評価活動を取り入れることが重要です。授業期間中の小テストやレポートなどは，そのつど学生が調べ学習や文献検討などさまざまな学習活動をする機会となります。また，**フィードバック**♪を与えることで，さらに学習すべき点を指摘することができます。

2 評価の方針を明確にする

学生は教員の評価が恣意的だと感じると，教員への信頼や学習への意

欲を低下させてしまいます。そのため，評価の方針を明確にすることが重要です。なぜ実技テストをするのか，なぜレポートの課題を与えるのか，それらはどのような基準で評価されるのかなど，授業における評価についての考え方を学生に伝えておきましょう。

　成績評価の基準と方法は，授業を設計する段階で考えておかなければなりません。なぜなら，成績評価の基準は授業の学習目標を反映したものであり，授業が始まるときに学生に伝え，周知しておくべき事項の1つだからです。具体的には，**シラバス**に成績評価の基準と方法を明確に示しておき，さらに最初の授業で学生に口頭でも伝えましょう。評価基準を明確に伝えるために，個々の課題に対する評価のチェックリストや**ルーブリック**を学生に配付しておくのもよいでしょう。

3 日常的な評価を活用する

　小テストなどを実施しなくても，日々の授業のなかで教員は学生への発問や観察などを通して学生の評価を行っています。このような日常的な評価を効果的に活用しましょう。

　たとえば，「褥瘡はどのような人がなりやすいのでしょうか？」という発問があります。このような発問は学生の褥瘡についての理解を深めるだけでなく，教員が学生の応答や表情を観察することによって褥瘡についての理解度を評価することもできます。発問を日常的に使用すると，学生の知識の定着状況を確認することができます。また，教室のなかを歩き回り学生のノートの内容を確認することで，学生の学習状況もわかります。

　さらに，**アクティブラーニング**を取り入れることで日常的な評価がしやすくなります。アクティブラーニングの特徴の1つは，学生の学習状況が可視化されることです。教員は学生のディスカッションやプレゼンテーションなどを通して，学習状況を確認することができます。

4 人が評価するバイアスを理解する

　授業においては，基本的に教員という1人の人間が評価を行います。人間が評価をする際には無意識に偏りをもってしまうことが知られています。このことを**認知バイアス**といいます。

　評価者として**ハロー効果**，**寛大効果**，**キャリーオーバー効果**という認知バイアスがあることを理解しておきましょう。

(1) ハロー効果

　ある対象を評価するときに，目立ちやすい特徴をもっていると，その特徴に引きずられて，ほかの評価をゆがめてしまう現象です。成績の優れた学生をほかの活動でも肯定的に評価してしまったり，派手な服装をしている学生を否定的に評価してしまったりすることです。

(2) 寛大効果

　ある対象を評価するときに，望ましい側面はより肯定的に評価し，望ましくない側面は控え目に評価してしまう現象のことです。評価に自信がない場合，学生から抗議されることを避けるため，どの答案にもよい点数をつけてしまう傾向があります。逆に，評価に自信がある場合に，評価が厳しくなる傾向もあり，それを厳格効果といいます。

(3) キャリーオーバー効果

　特にレポートの採点の際に顕著ですが，前に採点していた状況が後の採点に影響を及ぼす現象です。よい内容の解答が続いた後に少し悪い内容の解答が来たとき，必要以上に厳しい採点をしてしまうことです。

7章 筆記テストによって評価する

1 筆記テストを設計する

1 筆記テストの特徴を理解する

　筆記テストによる評価は，学校教育で最も利用されている形式の評価方法です。授業において活用されるだけでなく，入学試験や看護師国家試験にも活用されており身近な形式といえます。

　歴史的には口述試験の問題点を克服するための手段として活用されてきたという経緯があります。口述試験と比較して，客観的・数量的に測定できること，多人数の学習者への対応や採点を含む運用が容易であることなどから教育機関における普及が進みました。

　一方で，客観的・数量的な測定を重視するあまり，総得点などの点数が独り歩きしてしまったり，断片的知識に過度に焦点が当てられてしまったりするという課題も指摘されています。

2 筆記テストの全体計画を立てる

　はじめて筆記テストを作成する際には十分な準備時間が必要です。思いつきで問題を作成しても適切な評価はできません。筆記テストを準備するには下記の点を検討する必要があります。

- 何のために筆記テストを行うのか
- 学生が学習目標を達成したかどうかをどのように測定するのか

- 筆記テストが扱う内容はどの範囲なのか
- 筆記テストではどのような形式の問題を出すのか
- 筆記テストの制限時間はどのくらいなのか
- 筆記テストはどのような問題から構成するか
- 全体として何問の問題から構成するか
- 学生が解答しやすいレイアウトとはどのようなものか
- 教員が採点しやすいレイアウトとはどのようなものか
- 筆記テストの注意事項として何を記したらよいのか
- 筆記テストをどのように学生に予告するのか
- 採点をどのように行うのか
- 筆記テストの結果を学生にどのように報告するか

　筆記テストは問題数によって,「細目積み上げ方式」と「少数大課題設定方式」の 2 種類の構成の方法があります (池田 1992)。

(1) 細目積み上げ方式

　問題数は多いが,1 問当たりの解答時間が短い問題から構成されるテストのことを指します。看護師国家試験はその一例です。幅広い基礎的な知識を習得しているかどうかを評価することができます。また,多くの問題を取り扱うことにより**信頼性**を確保しやすく,採点が容易です。一方,知識の詰め込みを促してしまいがちであったり,問題数が多いため問題作成に時間を要したりします。

(2) 少数大課題設定方式

　問題数は少ないが,1 問当たりの解答時間が比較的長い問題から構成されるテストのことを指します。適切に知識を習得しているかということだけにとどまらず,知識の関連性や応用,思考のプロセス,表現性,構成能力など,広範囲に及ぶ能力に焦点を当てることができます。一方,問題数が少ないため,**妥当性**や信頼性の問題,得点についての基

準設定や解釈の難しさなどが挙げられます。

　短い時間で解答できる細目積み上げ方式によって構成される問題と，比較的長い時間がかかる少数大課題設定方式によって構成される問題を組み合わせて，筆記テスト全体を計画するという方法もあります。

2 客観テストを作成する

1 客観テストの特徴と種類を理解する

　筆記テストは，**客観テスト**と**論述テスト**の2つに分けられます。客観テストには，いくつかの形式がありますが，共通して評価者の主観が入り込む余地がないという点に特徴があります。採点が客観的であるため，評価の公正性を担保できます。

　主な客観テストとして，**正誤法**，**多肢選択法**，**組み合わせ法**，**並び替え法**，**単純再生法**，**完成法**があります。正誤法，多肢選択法，組み合わせ法，並び替え法は，解答を選択肢から選ぶ**再認形式**と呼ばれます。再認形式のみの問題の場合，マークシートを解答用紙として利用することができます。一方，単純再生法と完成法は，学生自らが解答を記入する**再生形式**と呼ばれます。**表7-1**は，主な客観テストの長所と短所をまとめたものです。

2 正誤法の問題を作成する

　正誤法は，設問が正しいか，誤っているかを判断する解答形式の問題です（**表7-2**）。解答時間を短く設定できるため，より多くの問題を出題できる点が長所です。しかし，偶然に正答してしまう確率が50%もあることや，「誤」を選択した際に，果たして学生が本当は何が正しいのかを理解しているかが不明であるという短所もあります。

表 7-1　主な客観テストの長所と短所

	長所	短所
正誤法	・問題作成に時間がかからない ・採点が容易である ・短時間で多くの問題を扱える	・判断に迷う問題になるおそれがある ・重箱の隅をつつくような学習を促すおそれがある ・偶然による正解の可能性がある
多肢選択法	・採点が容易である ・高次の認知領域の学習目標を評価できる	・問題作成に時間がかかる ・正しい理解による解答よりも，消去法による解答を促すおそれがある
組み合わせ法	・採点が容易である ・高次の認知領域の学習目標を評価できる	・選択肢を準備するのに時間がかかる ・偶然による正解の可能性がある ・この方法に適した問題は限られる
並び替え法	・問題作成に時間がかからない ・採点が容易である ・高次の認知領域の学習目標を評価できる	・順序の理由や根拠を必ずしも理解しているとはいえない ・この方法に適した問題は限られる
単純再生法	・問題作成に時間がかからない ・偶然の正解が少ない ・漢字などが正しく書けるかが評価できる	・用語の記憶レベルしか評価できない ・正解の基準を明示することが難しい場合がある
完成法	・問題作成に時間がかからない ・採点が容易である ・偶然の正解が少ない ・頻繁に何度も行える	・用語の記憶レベルしか評価できない ・柔軟性に欠ける問題しかつくれない

Nilson (2010), pp.283-293 より筆者作成

表 7-2　正誤法の例

次の各項について，正しいものに○印を，誤りであるものに×印を括弧内に記入しなさい
　　（　　）1．全身清拭時，洗面器に準備する湯の温度は 30〜35℃である
　　（　　）2．ゴム製湯たんぽに入れる湯の温度は 40℃程度である
　　（　　）3．異常発汗は更年期障害の女性にみられる特徴的な症状である

第 105 回看護師国家試験を一部改変

まずは，評価したい内容を正誤法で測定するのが適切かどうかを確認しましょう。また，どの文章も同じような長さにすること，否定的な用語を含めないこと，正誤のバランスを同じ程度にすることなどに注意して作成しましょう。

3 多肢選択法の問題を作成する

多肢選択法は，複数の選択肢から正しいものを選ぶ解答形式の問題です**(表7-3)**。比較的多くの出題が可能なため広い範囲を取り扱うことができるという長所があります。事実や概念に関する知識や理解を中心として，用語の定義，理論・原理の応用，状況に応じた判断や決定，処置の選択などの評価に活用できます。

多肢選択法は最も使用頻度の高い客観テストの形式ですが，問題を作成するのが難しいという課題があります。そのため，看護師国家試験などの既存の問題を参考にして作成するとよいでしょう。

多肢選択法は，問題文，正解選択肢，不正解選択肢から構成されます。問題文はできるだけ簡潔に記します。不必要な情報は学生を混乱させ，時間を無駄に費やすことになります。また，選択肢をできるだけ短く均質にして，問題文を読んだ時点で正答が思い浮かぶようにするとよいでしょう。また，選択肢を縦に並べる，問題ごとに正解選択肢の位置がばらつくようにするなどの形式についても注意して作成しましょう。

表7-3　多肢選択法の例

精神保健指定医を指定するのはどれか。次のうち，正しいものを1つ選びなさい 　1．保健所長 　2．都道府県知事 　3．厚生労働大臣 　4．精神保健福祉センター長

第105回看護師国家試験を一部改変

4 組み合わせ法の問題を作成する

組み合わせ法は，グループ間で関連するものの組み合わせを選択する形式の問題です**(表 7-4)**。分類，定義，関連する事実などの理解度を測定する際に有効な方法です。用意した項目が多いと，学生は関連する語句を探す時間がかかってしまうため，5 項目程度を目安に設定するとよいでしょう。また，項目の数はグループ間で異なっていても構いません。むしろ項目の数が異なったほうが，余った項目同士を組み合わせるなどの推測を避けることができるという利点もあります。

組み合わせ法を活用する際には，解答の指示を明確にすること，項目の順序を五十音順や数量順などの一貫性のある順序にすること，問題が同一ページにおさまるようにすることなどに注意しましょう。

5 並び替え法の問題を作成する

並び替え法は，項目を正しい順序に並び替える形式の問題です**(表 7-5)**。「大きいものから小さいものの順に並べなさい」「古い出来事から新しい出来事に並べなさい」「望ましい手順に並べなさい」など順序のある知識の評価に活用できます。

表 7-4　組み合わせ法の例

A 列の理論家に対応する看護に関連するモデルを B 列から選び，その符号を A 列の括弧内に記入しなさい。なお，B 列の項目には，1 度だけ使用するものとまったく使用しないものが含まれています

A 列	B 列
(　　) 1. ウィーデンバック，E.	a. 適応システムモデル
(　　) 2. オレム，D. E.	b. セルフケアモデル
(　　) 3. ペプロウ，H. E.	c. 発達モデル
(　　) 4. ロジャーズ，M. E.	d. 生活過程モデル
	e. 相互作用モデル

並び替え法では，処置の順序や手順が重要な看護技術の知識が身についているのかどうかを測定することができます。一方，手順を丸暗記しているだけなのか，順序の理由や根拠を理解しているのかはテストの結果から判断することはできません。

6 単純再生法の問題を作成する

　単純再生法は，学習した用語などを記入させる形式の問題です。答えが1つに定まり，それが短い言葉で記述できる場合に活用できます**(表7-6)**。用意されている選択肢から正答を選ぶ形式の問題でないため，学生は学習した用語を正確に書く必要があります。そのため，学生は漢字なども覚えておく必要があります。単純再生法の問題を作成するにあたっては，十分に解答を書くだけの空白のある解答欄を用意しておきましょう。

表 7-5　並び替え法の例

個人防護用具を外す際に，以下の項目を実施する順序を括弧内に番号で記入しなさい
- （　　　）a．手指衛生
- （　　　）b．マスク
- （　　　）c．ガウン
- （　　　）d．手袋
- （　　　）e．ゴーグル・フェイスシールド

表 7-6　単純再生法の例

・胃酸の分泌を抑制する消化管ホルモンとは何か。解答を記入しなさい

> **表7-7　完成法の例**
>
> 次の空欄に適切な語句を埋めて文章を完成させなさい
> 「保健師助産師看護師法
> 第五条　この法律において「看護師」とは，①＿＿＿＿＿＿の免許を受けて，傷病者若しくはじよく婦に対する②＿＿＿＿＿＿又は③＿＿＿＿＿＿を行うことを業とする者をいう」

7 完成法の問題を作成する

　完成法は，文章の一部を空白にしておき，その空白に入る適切な言葉を記入させる形式の問題です**(表7-7)**。単純再生法の複雑な形式であり，理解する力や知識の関連性を把握する力を評価することができます。問題をつくりやすいという特徴がありますが，1つの文章に空白が多すぎると，文章全体で何について記述されているかがわかりにくくなるので注意が必要です。

　解剖や統計データについて，図表や写真などを示しながら，部位の名称や読み取れる内容の一部を空欄にしておき，解答させることもできます。

3　論述テストを作成する

1 論述テストの特徴を理解する

　論述テストは，学生に自由に記述させて解答させるテストです。「〜について説明しなさい」や「〜について計画しなさい」といった形式で出題されます。客観テストと異なり，学生の自由度が高い評価方法です。学習内容に関して説明させたり，学習したことを異なる状況に応用させたりすることによって，高度で複合的な能力を測定できます。したがって，客観テストでは測定が難しい学習成果の評価に適しています。

一方で，客観テストのように採点が容易でないこと，1問当たりの解答時間が長いため多くの問題を出せないことなどが短所といえるでしょう。

２ 解答の自由度を検討する

　論述テストは，解答にどの程度の制約をもたせるかによって**限定的応答問題**と**拡張的応答問題**に分けることができます（サスキー 2015）。

　限定的応答問題は，解答として記述する内容や分量に制限があるものです。たとえば，「400字以内で患者中心の看護を説明しなさい」「看護プロセスの5つの局面を説明し，それぞれの局面を示す看護活動の例を示しなさい」といった問題です。限定的応答問題は，制限を設けることで学生に記述させたい内容が明確になり，採点の際に何に注目するかという視点がはっきりします。

　一方，拡張的応答問題は，解答として記述する内容や分量に制限がほとんどないものです。たとえば，「看護ケアを提供するうえで看護プロセスの重要性を説明しなさい」「補完代替医療の治療法は患者ケアを向上するための全人的な治療アプローチであるという考えに同意するかどうかについてあなたの考えを述べ，その理由を説明しなさい」といった問題です。拡張的応答問題は，解答に制限がないため採点が難しくなりますが，解答する学生が自分の考えを十分に表現できるという特徴をもちます。

３ 論述テストの問題を作成する

　論述テストでは，多くの問題を作成することはできません。そのため，論述テストの作成に際しては念入りに準備をしましょう。授業の学習目標を達成しているかを測定できるかどうか，客観テストでは測定が難しい学習成果を評価できるかどうかなどを確認します。

問題の指示にも注意しましょう。たとえば「○○について論じなさい」といったように漠然とした課題の指示では，学生はどのように解答すればよいのかが明確ではありません。また，教員の採点基準も不明瞭になります。できるかぎり具体的に問題を設定しましょう。**表7-8**は，論述テストの指示の例です。

4 論述テストの採点を工夫する

　論述テストの採点には，全体的方法と分析的方法があります(Mehrens

表7-8　論述テストの指示の例

種類	具体的指示
比較	・…に対する援助方法を2つ挙げ，比較しなさい ・○○と△△の理論の類似点と相違点を述べなさい
段階の概説	・…のプロセスを説明しなさい ・…の手順を述べなさい
説明と要約	・…の重要性を説明しなさい ・…について簡潔に説明しなさい
状況に対する概念と理論の適用	・次に示された場面を△△の理論を用いて説明しなさい ・○○の理論を用いて患者の反応を説明しなさい
分析	・事例を読んでアセスメントしなさい。その根拠を示して説明すること ・…の理論を用いて分析しなさい
計画の立案	・…について看護計画を立案しなさい ・…について指導計画を作成しなさい
傾向と問題の分析	・わが国の高齢者を取り巻く保健医療福祉の課題を1つ取り上げ，看護に求められる役割について述べなさい ・事例を読んで，看護師が直面している倫理的問題を述べなさい。その倫理的問題への対応として考えられるものをすべて挙げ，それぞれについて，予測される結果を述べなさい。また，あなたならどうするかとその理由を述べなさい
立場の表明	・…についてあなたの考えを述べ，その理由を説明しなさい ・…に同意するか否かを述べ，その理由を説明しなさい

オーマン，ゲイバーソン(2001)，pp.115-116より筆者作成

and Lehmann 1991)。全体的方法は，主に拡張的応答問題に用いられます。採点者が解答を読み，学生が解答のなかで期待されたものにどの程度到達しているのかについて全体的に判断します。その判断をもとに，学生の解答用紙を A，B，C，D，E などの評価の分類に分けます。そして，それぞれの分類に分けた解答用紙を再度読み，それぞれの解答用紙の評価が適切かどうかを確認し，適切でない場合は別の分類に移動します。

分析的方法は，主に限定的応答問題に用いられます。内容に関して，理想的な解答をいくつかの観点に分け，それぞれに特定の点数を割り振ります。解答を読むときには，それぞれの観点ごとにどの程度学生の解答が満たしているのかを判断します。分析的方法による採点では**ルーブリック**♪が活用されます。

論述テストの採点で課題となるのは，信頼性です。信頼性を高めるための採点の工夫として，以下のものがあります(McDonald 2017)。

- 匿名の状態にする。名前の代わりに，学籍番号を用いることで評価の信頼性を高めることができる。これによって，学生の能力に対する主観的なバイアスを避けることができる
- 論述内容を確実に評価できるように，あらかじめ定めた採点基準を用いる
- 試験の前に採点のためのルーブリックを学生と共有する
- 学生の解答の全体的な質を予測するために，無作為に解答用紙を読む
- ルーブリックの各レベル到達度を示す解答用紙を選ぶ。採点に一貫性をもたせるために，これらの解答用紙を基準として参照する
- 複数の問題を出した場合，答案別ではなく問題別に採点を進める
- 問題別に各学生の点数を記す。点数が最初の印象と同じかどうか調べるために，それぞれの問題を再採点し確認する
- 文法的な間違いで点数を減点することはしない

4 筆記テストの運営を工夫する

1 筆記テストに向けて学習させる

　筆記テストを計画する際には，どのように学生の学習成果を測定するかだけでなく，筆記テストを通してどのように学生の学習を促すのかも考えましょう。筆記テストがあるとわかると学生はその準備をするため，学習内容の定着を図ることができます。教員は適切な学習を促すように下記のような工夫ができます。

- **シラバス**に筆記テストの形式を記す
- 過去の筆記テストの問題，あるいは筆記テスト用の練習問題を配付する
- テストの直前の授業では，復習とテストの準備について助言する時間を設ける
- 論述テストの場合，事前に問題を提示しておき十分に下調べをさせる
- 暗記に主眼がない筆記テストの場合，自筆のメモ（A4判用紙1枚など）持ち込み可とする
- 予想される問題，解答，採点基準を学生自身につくらせる

2 不正行為を防止する

　筆記テストの実施においては**カンニング**などの不正行為の防止も重要です。近年は情報通信技術の発展とともに，不正行為の方法も多様になっています。不正行為を防止するために，まずどのような行為が不正行為であるかを学生に周知しておくことが大切です。不正行為の例としては，次のようなものが挙げられます。

- カンニングペーパーの使用
- 使用が許可されていない参考書やノート，電子機器などの使用
- 代理受験や他人へのなりすまし
- ほかの受験者の答案をみたり書き写したりする行為，または答案を意図的にみせる行為
- 試験監督者の指示に従わない行為

不正行為が起こらないような環境づくりも重要です。試験時の座席の配置，机間巡視の頻度，試験監督者の場所なども考慮しましょう。さらに，不正行為が確認された場合の対応についても，学生とともに確認しておくことは，抑止力としての効果も期待されます。教育機関によってはすでに方針を策定している場合もありますので，その場合にはその方針に従うようにしましょう。

また，試験の方法が不正行為を促すことにも注意をしましょう。1回の筆記テストで成績が決まるという場合，その試験さえ合格してしまえばと考えて不正行為につながる可能性があります。授業のなかで学生が評価を受ける機会を複数回にすることで，そのような問題はある程度回避できます。

3 学生にフィードバックを与える

学生は試験が終わった直後は，「あの問題の答えは何だったのだろうか」と解答を知りたいという気持ちが高まっています。そのため，試験終了時に模範解答を配付することは学習を促すという点で効果的です。また，時間に余裕がある場合は，解答の解説をするのもよいでしょう。

学生の答案はできるだけ早く採点して学生に返却し**フィードバック**をすることが大切です。得点や成績のみの通知では改善点が明らかにされません。特に論述テストはどのように採点されたのかがわかるようにしましょう。近年，学生の答案は一定の期間保管することが求められる

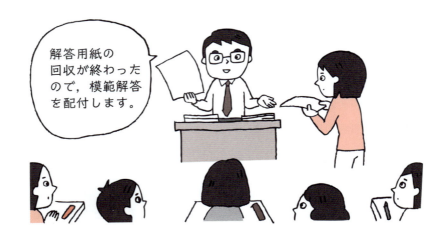

場合もあります。その場合は答案をコピーして返却用と保管用に分けておきましょう。

❹ 結果から改善点を明らかにする

　答案を採点したら終わりではなく，その結果を分析することも重要です。平均点を求めたり，学生の得点について**度数分布表**や**ヒストグラム**を作成して合計得点の分布を確認したり，問題別の正答率などを調べたりしましょう。

　特に正答率が低かった問題には，問題文が不適切であったり，授業の内容が学生にうまく伝わっていないといった原因が考えられます。筆記テストの結果を教員自身のフィードバックとして授業改善につなげていくことが重要です。

> コラム **筆記テストの作成は試行錯誤の繰り返し**

　私たち教員は，評価方法は学んでいても筆記テストのつくり方を学ぶ機会はほとんどありません。学生時代に何度も筆記テストを受けていても，その筆記テストをどのように作成すればよいかは，わからないものです。筆者も教員になってはじめて筆記テストをつくることになって以降，いくつもの失敗を重ねてきました。

　たとえば，3番の問題を解くヒントが1番にあり，慌てて修正したというような経験は数えられないくらいあります。また，「部首を勘違いしているけれど，"音"はわかっているみたい。このような誤字も不正解とするのか」「漢字で書くよう指示していないから，ひらがなでの解答は正解にするしかないのか」など採点する段になって悩んだこともあります。最初から問題に「正しい漢字を用いて」と入れておけばよかったのです。最近では，学生の筆圧が弱くなっているせいか，薄くて読めないという解答が増えてきたことから，「次から解答欄はもう少し大きくして，試験の注意事項に鉛筆やシャープペンシルはHBより濃いものと指定しよう」といった改善点を発見しました。

　そして，出題形式とあわせて考えなくてはいけないのが，採点に要する時間です。論述テストはどの段階の問題にも用いることができ，テストの作成に要する時間も短いという利点がありますが，80人，100人という人数になると，採点に要する時間は膨大になります。また，論述テストでは，部分点をどうするかも決めておかなくてはなりません。学生の答案のなかには時として，教員を大いに悩ませる想定外の答案も出てきます。それに対して加点すると，今まで採点したなかに同様の加点対象はないかと再度見直さなくてはなりません。

　筆記テストの作成は試行錯誤の繰り返しで，日々工夫と改善の積み重ねが必要なのでしょう。　　　　　　　　　　　　　　　（服部律子）

8章 実技テストによって評価する

1 実技テストによる評価の特徴を理解する

1 実技テストを理解する

　実技テストとは，ある特定の課題や作業などを実際に行い，技術が習得できているかどうかを評価する試験です。たとえば，小学校教員採用試験では音楽・運動などの実技テストが課せられています。また，国家試験であれば，保育士には音楽や絵画制作，義肢・装具製作技能士には義肢や装具の製作作業などの実技テストが課せられています。

　看護師国家試験には実技テストはありませんが，看護教育機関では複数の科目で実技テストが実施されています。このような学内で行われる実技テストは，技術試験，技術チェック，技術テストなどとも呼ばれています。

2 看護技術の特徴を理解する

　技術という言葉を含むため，看護技術は**精神運動領域**にのみ関係すると考えてしまうかもしれません。しかし，看護技術は動作としてできさえすればよいわけではなく，原理・原則や根拠の理解，患者の安心・安寧への配慮などが求められます。つまり，**認知領域**，精神運動領域，**情意領域**のすべてに関係しているのです。

　田島(2009)は，看護技術を「さまざまな看護場面に対応した看護実践のために，看護職者が身につけておく必要がある個々の専門技術のまとまり」と表し，その特徴を次のように説明しています。

- 看護技術には，模倣レベルから自然化レベルまでの実践の学習過程と，円滑さ・熟練・時間短縮などが加味されている側面がある
- 精神運動領域を中心にして展開される看護技術は，認知領域・情意領域・精神運動領域の内容の豊富さに影響されるものである
- 看護実践は立体的なものであり，看護技術を中心とした実施過程で相手のニーズや反応への対応を必要とするものである

3 実技テストの課題を理解する

　技術の習得度を適切に評価するためには実技テストが適していますが，実技テストを実施するうえでは，いくつかの課題があることも理解しておきましょう。

　第一に，教員にとっては負担が大きいことが挙げられます。実技テストは主として観察による評価を行うため，時間がかかります。また，多くの物品を使用するため，準備・片付けにも時間と労力が必要であり，コスト面でも負担が生じます。

　第二に，教員によって評価の差異が生じやすいことが挙げられます。複数の教員で評価にかかわること，観察においては教員の主観が入りやすいことから，チェックリストなどを用いたとしても教員間で評価にずれが生じ，意見が食い違う場合があります。

　第三に，学生の技術習得の能力差が挙げられます。同じ技術を，同じ回数練習したとしても，学生によって習得の速さは異なります。ある技術を何度練習してもなかなかできない学生もいれば，あまり練習しなくてもスムーズにできる学生もいます。

　第四に，学生・教員の数，物品や施設設備などの人的・物理的環境が実技テストの実施に影響することが挙げられます。評価に携わる教員数が限られており，物品や設備が不十分であれば，適切な実技テストを実施することが困難となります。

2 実技テストを設計する

❶ 技術到達目標を設定する

　講義や演習、臨地実習などの教育活動は、学習目標に基づいて行われます。看護教育で技術習得を目指す場合には、この学習目標を技術到達目標と表現することが多いようです。

　この技術到達目標には、精神運動領域のみならず、認知領域や情意領域もかかわります。看護技術には、原理・原則や根拠の理解、患者への配慮、患者に適した方法や手技の選択、ケアの安全・安楽な実施などが求められるからです。

❷ 実技テストの内容を定める

　看護技術関連の授業では、講義、その後に演習といった流れで授業が

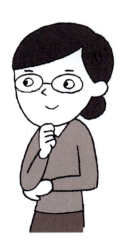

認知領域の目標
清潔援助の手順、方法や手技の根拠を述べることができる。

情意領域の目標
患者の反応を観察しながら、説明や声かけなどの配慮ができる。

精神運動領域の目標
正しい手順・方法に沿って、安全・安心に清潔援助を実施することができる。

組み立てられる場合が多く，実技テストの内容や回数，科目全体のなかで占めるウェイトなどは，各学校の領域や科目担当者の判断に委ねられます。実技テストを課すか否かの判断は，その技術の内容によっても異なります。

　学生に習得してほしい技術項目やそのレベルを設定するためには，自校の教育理念や方針，臨地実習先や卒業生の就職先で求められる基本的な看護技術，現在の臨床現場の特徴，看護師国家試験の出題内容，「助産師，看護師教育の技術項目の卒業時の到達度」(厚生労働省　2008) などのさまざまな側面からの検討が必要です。また，ある特定の技術が，特定の領域や科目内だけでなく，3年あるいは4年間の看護教育課程全体でどのように位置づけられるかといった，横断的・縦断的な側面からの検討も必要です。

　これらも踏まえて教員間で話し合い，その科目の学習目標を達成するための手段として，教育効果の高い実技テストの内容を決めましょう。

3 実技テストの方法を定める

　実技テストの目標と内容が定まったら，次は実技テストの方法を決めます。実技テストには，以下のようないくつかの方法があります。

(1) 単独の技術の評価

　「衛生学的手洗い」「ベッドメーキング」などのある特定の1つの技術を評価する場合です。患者役を必要とせずに学生が単独で実施しやすく，すべての学生に同じような条件を設定できます。また，評価基準を明確にしやすいという特徴もあります。

(2) 複数の技術の評価

　「臥床患者のシーツ交換」「全身清拭と寝衣交換」などの2つ以上の組み合わされた技術を評価する場合です。患者役を必要とすることから，技術

面だけでなく態度面も評価されることが多いです。また，患者役によって条件が変動する可能性があります。たとえば，身体の大きな学生が患者役になると，体位変換などの動作の難易度が高くなります。学生と患者役とのコミュニケーションが動作のスムーズさに影響することもあります。また，複数の項目が組み合わさっていることから，評価基準が曖昧になりやすく，教員間で判断の違いが生じやすいという特徴をもちます。

(3) 特定の状況に必要とされる複合的な技術の評価

「右半身麻痺のある患者の寝衣交換」「慢性呼吸不全の患者の清拭」などの設定された条件下で必要とされる知識・技術・態度を総合的に評価する場合です。患者の障害や症状をアセスメントしたうえで，対象にあった方法・手順を選択し，実施するため，専門的で高度な知識が要求されます。判断力とともに，適応力や臨機応変さも求められます。さまざまな視点からの評価基準の設定が必要であり，教員間での評価の統一が容易ではありません。さらに，実技テストの設定，物品の準備，学生への条件提示など，事前の綿密な計画と準備を要します。

　実技テストの難易度は，当然ながら上記(1)から(3)の順に高くなります。実際は，(1)のような単独の技術だけを評価する実技テストはそれほど多くはなく，いくつかの技術が組み合わさった(2)のような方法が多く用いられます。特に(3)のような方法は，単なる技術習得ではなく，臨床現場に対応できる実践力の評価を目的としており，さまざまな学習や経験を重ねた高学年の学生に適しています。近年，看護教育でも取り入れられるようになった，実践に近い状況で評価する**OSCE**(Objective Structured Clinical Examination：客観的臨床能力試験)は，まさにこの形態であるといえます。

4 実技テストの制約や条件を考慮する

　物品・器具を必要とする学内実習や実技テストの運営は，学校の規模や設備資源，予算などの影響を受けます。これらの制約条件が評価に影響したり，トラブルにつながったりする可能性もあります。実技テストを円滑に実施するために，計画の段階で下記の点を検討しておくとよいでしょう。

(1) 学生や教員の人数
　実技テストに携わる教員数が少ないと，1人の教員がテストする学生数が多くなります。また，学生の待機時間も長くなります。学生の人数や組み合わせによって患者役を2回実施しなければならない学生がいる場合，学生にとって負担となることも考えられます。

(2) 実技テストに要する時間
　所要時間が長い内容であれば，1日だけでなく数日間の時間が必要となることもあります。その場合は後の日程に試験を受ける学生のほうが有利な状況となります。また，日をまたぐことにより，教員の評価の視点がずれる可能性もあります。

(3) 使用可能な施設設備・備品・物品
　施設設備・備品・物品などが不十分な場合，学生全員が十分な練習を行うことができない場合があります。

(4) 実技テストのための練習時間の確保
　練習のための時間を確保できなければ，技術習得につながりません。学生は多くの科目を受講しており，複数の課題を抱えています。ほかの科目のための学習時間を確保できるように配慮が必要です。

5 実技テストの実施要項をつくる

　綿密な計画は，適切な実技テストの実現につながります。実技テストにかかわる教員すべてが，実施内容や評価方法を理解できるような，具体的な実施計画が必要です。

　多くの学校では，実技テストの実施計画を実施要項あるいは実施要領などにまとめています**(図 8-1)**。これは実技テストを受ける学生にとっても，学習のガイドとなり役に立ちます。

　実技テストの実施要項には，目的・目標，試験日時・場所，試験内容や試験方法，評価方法などを記載します。教員・学生の双方にとってみやすくわかりやすいように，簡潔で明瞭な表現にしましょう。グループや実習室の配置は，表や図で示すのも効果的です。複数の教員で協力・確認しながら作成しましょう。また，学生が技術習得のための練習を十分に行うことができるように，実技テスト実施日まで十分な時間的余裕をもたせて提示することも大切です。

3　実技テストの評価基準を設定する

1 評価項目を設定する

　実技テストの評価では，観察による動作・行動の評価が中心となるため，客観的に判断可能な行動レベルでの評価項目を設定することが重要です。しかし，行動・手順だけを評価項目にしてしまうと，動作だけができればよいということになり，その動作を行うにあたっての知識や判断を評価することができません。認知領域，情意領域，精神運動領域のそれぞれの目標が達成できているかを判断できるような評価項目を意識しなくてはなりません。

　たとえば，無菌操作ができることを学習目標として，滅菌手袋着脱の実技テストを行う場合を考えてみましょう。ここで「無菌操作ができる」

看護アセスメント実習
「バイタルサイン測定」実技テストの実施要項

1．目的・目標
バイタルサイン測定技術の習得レベルを評価する
技術到達目標　①血圧測定において，マンシェットを正しい位置に巻くことができる
　　　　　　　②……
　　　　　　　③……

2．試験日時・場所
20××年×月×日　13：30〜16：30　○○実習室

3．実施方法
(1) 患者役のバイタルサイン（体温・脈拍・呼吸・血圧）を測定し，報告する。患者役の体位はベッド上仰臥位とする
(2) 試験時間は測定・報告を含めて10分以内とする
(3) 実技テストは5・10・15ベッドにて実施し，用意された体温計・血圧計を使用する。多肢聴診器を使用し，教員が学生と同時にコロトコフ音を聴取する
(4) 評価項目と評価のポイントは，実技テスト評価表（別紙）に示す
(5) 実技テスト終了後は合否をその場で伝える。不合格の場合は……
(6) ……

4．タイムスケジュール

時間	学籍番号・受験者氏名	学籍番号・患者役氏名	ベッド・担当教員
13：30〜13：40	1201　●●　●●	1204　●●　●●	5ベッド　A
13：50〜14：00	1210　●●　●●	1214　●●　●●	10ベッド　B
14：10〜14：20	1220　●●　●●	1224　●●　●●	15ベッド　C
……	……	……	……

5．実習室の配置

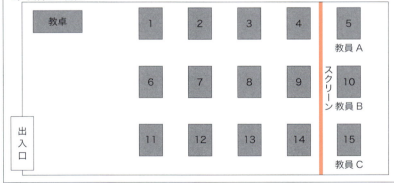

図8-1　実技テストの実施要項の例

「滅菌手袋の着脱ができる」などといった全体的な行動を評価項目にしてしまうと，どの行動を評価すればよいか判断に困ることになります。「不潔にしないように滅菌包装を開封することができる」「滅菌手袋の折り返し部分を把持して装着することができる」などのように，一連の行動を細分化し，1つひとつの動作に分けた評価項目を設定する必要があります。

　また，認知領域と情意領域の学習目標の達成度を評価するための項目については，表現に工夫が必要です。認知領域の学習目標の達成度を評価するためには，「滅菌物の有効期限を確認して口頭で述べることができる」「滅菌手袋を外すときの手順を述べることができる」など，知識や解釈を評価できるような表現が望ましいでしょう。情意領域に含まれる学習目標の達成度を評価するためには，「実技テストにあたって必要な自己学習課題を提出できる」などといった，学習意欲や取り組みを評価できるような表現もよいでしょう。

2 評価基準を設定する

　教員の主観を極力排除し，客観的で公正な評価を行うためには，評価にかかわるすべての教員が同一の視点で判断できる基準が必要です。ある行動・動作が「できた」「できなかった」という基準もあれば，「1人でできた」「助言を受けてできた」「助言を受けてもできなかった」といったような基準もあります。

　また，一連の行動を細分化し，動作を細かく分けることによって，項目間の重要性に差が生じることがあります。たとえば，先に例示した「不潔にしないように滅菌包装を開封することができる」「滅菌物の有効期限を確認して口頭で述べることができる」「実技テストにあたって必要な自己学習課題を提出できる」という3つの項目を，同じ配点で評価してよいかどうかには，検討の余地があります。さらには，実技テストの評価項目には，優先順位や制限時間，敏捷性・速度が加味されることも

あります。

　評価基準はチェックリストや**ルーブリック**の形で明示しましょう。看護技術の実技テストでは学生個々の技術を評価することが多いため，チェックリストがよく用いられます。また，ルーブリックは，技術習得のプロセスや習得レベルを経時的に評価することが可能です。これらの評価ツールは，授業の初期の段階で学生に配付しておくとよいでしょう。実技テストだけでなく，学生が目指すべき学習成果の理解や，実技テスト後の**相互評価**や**自己評価**にも活用できます。

3 客観的な評価を目指す

　実技テストでは，観察を通して学生の看護技術の達成度を判定します。観察には主観が入り込みやすいため，学生の行動に対して教員間で評価が分かれることもあります。たとえば，「先にガーゼの滅菌パックを開いてから鑷子を取り出す」という手順に対して，学生が先に鑷子を取り出しそうになったところですぐに気づき，結果的には正しくできたとします。自分で気づいて結果的には正しくできたことに着目して「正しい手順でできた」とするか，鑷子に手を伸ばしてしまったことに着目して「手順が正しくなかった」とするかで評価は異なるでしょう。教員間で，差異が生まれやすい項目について，事前に議論しておく必要があります。

　また，「適切に」「速やかに」「できるだけ」などといった抽象的な表現が評価項目に含まれていたり，1つの項目に複数の評価条件が含まれていたりすると，評価者間の解釈に幅が生じます (川合ほか 1997)。このような抽象的な表現が含まれている項目に関しては，実技テストを担当する教員間で具体的にどのような行動を想定しているのかを共有し，認識を統一できるようにしましょう。そうすることで，教員1人ひとりの解釈の幅を狭めることができ，より客観的な評価につながります。

4 実技テストの質を高める

❶ 学生の緊張に配慮する

　学生のなかには教員に観察されることや評価されることに対し，過度に緊張してしまう人もいます。十分な練習を重ね，技術を身につけているにもかかわらず，緊張のために自身の看護技術を十分に発揮できないこともあります（髙橋ほか 2009）。学生がふだんの講義や学内実習と同じような状態で実技テストに臨めるように配慮することも大切です。学生の緊張を緩和するためには，以下のような工夫が効果的です。

- 事前に練習を促す
- 練習時に不安なときには教員に質問できる体制をつくる
- 評価者が威圧感を与えない位置で評価する
- 実技テスト直前に，学生がリラックスできるようなコミュニケーションを図る
- 失敗した場合には，制限時間の範囲内やひとまとまりの行動範囲内でやり直しができるように設定する

❷ 思考のプロセスや判断の根拠も評価する

　観察を通して，学生の思考のプロセスや判断の根拠を評価するには限界があります。学生の思考のプロセスや判断の根拠をより正確に評価したい場合には，実技テストに口頭でのテストを組み込むとよいでしょう。口頭でのテストでは，**表 8-1** のような質問を学生にすると学生の思考のプロセスや判断の根拠を確認しやすくなります。

表 8-1　実技テストを補完する口頭によるテストの例

事実確認	事例患者の状況や事実，気になったことを挙げてください
状況の解釈	そのような状況になっていた要因として，何が考えられるでしょうか
行動確認	この場合には，あなたはどのような行動をしますか
根拠の確認	あなたは○○の援助方法を選択しましたが，それはどんな理由からでしょうか
仮定	もし，この場面で○○を行ったら，どんな危険が考えられるでしょうか

3 実技テストを振り返る

　質の高い実技テストを実施するためには，教員が実施した実技テストを振り返り，問題点を解決したり，次に向けて改善点を見出したりすることが必要です。実技テストが終わった後には，教員間で十分に話し合えるようなミーティングの機会をつくりましょう。学生へのアンケートなどの授業評価から，教員の視点では気づかなかった課題などがみえてくることもあります。

　実技テストの結果や学生の反応を踏まえ，学習目標，実技テストの実施方法，評価項目，評価基準が適切であったかどうかを振り返り，再検討しましょう。学生の学習段階や技術習得レベルにあわせた実技テストとなっているかどうかを確認することも大切です。

コラム　技術の習得に苦労した学生の学び

　1年生を対象とする基礎看護技術科目のベッドメーキングの学内実習・実技テストでの出来事です。クラス全員の学生がはじめてベッドメーキングを行った学内実習で，ある男子学生Aさんがベッドの四隅のシーツを三角に折ることがなかなかできず，苦戦していました。同じグループのほかの学生は，教員のデモンストレーションやほかの学生の動きをみて，手際よく三角折ができました。

Aさんは，実技テストまでの間に空き時間をみつけては，実習室で何度もベッドメーキングの練習をしました。うまくできないため，教員にコツを尋ねたり，ほかの学生に自分の手技をみてもらったりしました。教員が話を聞くと，Aさんはこれまで洗濯や掃除などすべて母親任せであり，家事を手伝った経験がほとんどないとのことでした。

　実技テストの当日，たくさん練習したにもかかわらず，Aさんは三角をうまくつくることができませんでした。失敗した部分をやり直したいという申し出もあり，実技テストの設定時間を超過してAさんの実技をみましたが，Aさんは不合格となりました。

　実技テストの後，Aさんは「ベッドが崩れないようにするためには，シーツとシーツが重なる部分をきちんと処理して摩擦力を活かすようにしなければいけないと思いました。そのことを考えていたら時間がかかってしまいました。これでは就職したときに病棟に迷惑がかかってしまうからもっと練習します。でも，ボディメカニクスはちゃんと意識してできたからよかったです」と話しました。Aさんは，実技テストが不合格であっても，技術の根拠はほかの学生よりも理解していました。

　実技テストは基本的には技術ができているかどうかを評価するべきですが，技術ができないからといって技術の根拠も理解していないと考えるのは間違いだということに気づいた経験でした。　　　　（嶋﨑和代）

9章 学生の成果物によって評価する

1 成果物による評価の特徴を理解する

1 教育性の高い評価方法である

　レポートなどの学生の成果物によって評価する機会は少なくありません。成果物による評価の特徴の1つは，教育性が高いことです。

　学生に成果物を作成させるのは，単に評価するためだけではありません。学生は成果物を作成する過程で，学習内容を深く理解し，個人で考えを深めます。したがって，成果物を作成する課題は，評価課題であると同時に学習課題になります。

　また，個々の学生の作成した成果物は，教員の活用次第でほかの学生にとっての教材にもなりえます。さらに，グループで成果物を作成させる課題を与えれば，学生のリーダーシップや協調性などの能力の向上が期待できます。

2 レポートは代表的な成果物

　評価で活用される代表的な成果物はレポートです。公開されている看護の授業の**シラバス**を確認すると，講義，演習，実習のどの授業形態でもレポートを成績評価の1つの要素とする授業が多いことがわかります。レポート課題を与える利点には次のようなものがあります(江原 2008)。

- 授業や実習などで取り上げた内容への理解を深めることができる
- 文献や資料に接する機会が増える
- 論理的思考力や批判的判断力を深めることができる
- 適切な表現力のある文章を書く練習になる
- 学習全般への主体性・問題意識を高める機会となる
- 教員が学生の理解度を把握できる

 レポートは筆記テストのなかの**論述テスト**を試験時間の枠から解放した課題とみなすこともできます。したがって，レポートの課題や評価を考える際には，論述テストの課題や評価の視点は役立つでしょう。一方，論述テストは試験時間内で解答しなければなりませんが，レポートは時間をかけて調べたり思考したりしながら作成します。その際に，学生は**教科書**や参考書などを活用して，学習内容の理解を促すことが期待されています。

3 多様な成果物に目を向けよう

 学生の成果物はレポートだけではありません。プレゼンテーションの際のスライド，ポスター，映像，模型などさまざまな形態の成果物があります。看護教育でよく課題として出される関連図や解剖図，実習で担当する患者のためのパンフレット作成も成果物にあたります。

 レポートという用語は広く使われるため，レポートであるかどうか個々の教員に判断が委ねられる成果物もあります。たとえば，看護計画や看護記録といった成果物は，レポートに含まれると主張する人とそうではないと主張する人がいます。ここでは，レポートの定義を明確にするのではなく，授業のなかの多様な学生の成果物を取り上げます。

2 学習課題を与える

❶ 学習目標に応じて課題を検討する

　学生の成果物は，学習目標に沿って下記の5つの類型に分類することができます。授業の学習目標に沿って適切なものを選択しましょう。

(1) 説明型課題

　学生が学習内容を理解したかどうかを説明させる課題です。書籍や記事を読ませて要旨をまとめさせたり，ある特定のテーマについて調べさせたりすることで，学生の理解度を評価することができます。「ナイチンゲールが看護における観察力をどのようにとらえていたのかをまとめなさい」といった課題です。

(2) 記録型課題

　実習記録や見学記録など，学生が体験した内容を正しく記録させる課題です。事実を記録するだけでなく，どのように考え感じたのかなども記録することができます。「あなたの実習の状況と成果を記述しなさい」といった課題です。

(3) 計画型課題

　看護計画など学生が計画をどのように立てるのかを明らかにさせる課題です。計画を立てるためには，現状の適切な分析が重要となります。「この患者に適した看護計画を立てなさい」といった課題です。

(4) 価値型課題

　看護観など学生の価値観を明らかにさせる課題です。学生がどのような価値観をもっているのかだけでなく，その背後にどのような知識や経験があるのかが明らかになります。「赤ちゃんポストについてあなたの

考えを述べなさい」といった課題です。

(5) 調査型課題

　先行文献やインタビュー調査などを通して根拠を示して結論を導き出す課題です。この課題を高度化したものが研究になります。「インタビュー調査を用いて地域の医療問題をまとめなさい」といった課題です。

　5つの類型を複数組み合わせることもできます。たとえば，学生自身の実践の記録を振り返ったうえで，学生の価値観を尋ねるといった記録型課題と価値型課題を組み合わせることができます。

2 成果物の評価基準を明確にする

　成果物を成績評価の対象とする場合，学生には事前に評価基準を伝えておきましょう。成果物の評価は教員が主観的に判定しているものと考えている学生も少なくありません。口頭での説明に加えて，**ルーブリック♪**を配付するなど手元に残る形式で伝えることが重要です。

　前もって評価基準を明示することで，成果物の作成に取り組むうえでどのような点に注意をすればよいか，どのように工夫すればよりよい成果物が作成できるのかといった指針を与えることができます。**表9-1**は，事例を用いた看護計画立案の評価基準の例です。

　過去に提出された優れた成果物を紹介することも評価基準を伝えるうえで効果的です。学生が真似をする懸念もありますが，優れた成果物の特徴を考えることで，意識して課題に取り組むようになります。

3 明確に指示を与える

　課題を与える際には，書式設定などの形式を含めた指示をあらかじめ学生に伝えます。指示内容を記載した資料を作成し，まとめて示すこと

表 9-1　事例を用いた褥婦の看護計画立案の評価基準の例

1. アセスメントの妥当性	・看護判断するために必要な情報(診察所見や検査結果，褥婦の反応など)が漏れなく収集できているか ・身体的側面の情報を基準値などと比較しながら産褥日数に応じた生理的な状態であるかどうかをアセスメントできているか ・産褥期に起こりやすい身体的な異常の徴候や症状がないことを確認してアセスメントできているか ・褥婦の言動を母子相互作用や母親役割獲得の理論に照らし合わせながらアセスメントできているか
2. 看護判断の妥当性	・看護判断の視点ごとにアセスメントの結果を統合させて看護判断が導き出されているか ・看護判断の内容は妥当か ・看護判断に漏れはないか ・看護判断の優先順位は妥当か
3. 看護計画の妥当性	・看護判断から看護目標が導き出されているか ・看護目標は適切か ・看護目標と看護計画の整合性はあるか ・看護判断の優先順位を踏まえて看護計画が立案されているか ・看護計画は正しい知識に基づいて立案されているか ・看護計画の時期の設定は妥当か

　も重要です。課題の指示内容をスライドで説明する場合でも，手元に同様の内容が記載された資料を用意します。資料には，教員が期待する内容を記載するほか，文字数，提出期限や論文提出が遅れた場合の方針など，課題について必要な情報を列記しておきます。曖昧な指示を避け，課題の内容や期限などの誤解を防ぎます。**表 9-2**は，学生に配付するレポート提出前のチェックリストの例です。

　引用の仕方についても指導する必要があります。レポートなどでは，文献などで調べた内容を根拠として自身の意見や主張を裏づける必要があります。引用の仕方を説明し，他人が書いた文章と自分が書いた文章を区別する重要性を学生に伝えましょう。

表 9-2　レポート提出前のチェックリストの例

文章の質	☑ 文頭と文末の対応はとれているか ☑ 長すぎる文は含まれていないか ☑ 漢字とひらがなとの使い分けの方針は一貫しているか ☑ 文字の変換ミスは残っていないか
文字数など のルール	☑ 文字数などの条件が守られているか ☑ 引用の後には文献名と引用箇所を示しているか
書式設定な ど	☑ 複数のフォント，サイズが混在していないか 　タイトル：ゴシック体，12 ポイント 　見出し：ゴシック体，10.5 ポイント 　本文：明朝体，10.5 ポイント 　ページ設定：余白　上・左・右 30 mm，下 35 mm ☑ ファイルのバックアップと提出原稿の自分用コピーはとってあるか
参考文献	☑ 参考文献表に記載漏れはないか ☑ 参考文献は著者の五十音順(アルファベット順)に並んでいるか
提出の マナー	☑ タイトル・氏名・所属・学籍番号をきちんと書いているか ☑ ホチキスで綴じてあるか

戸田山(2012), pp.291-292 より筆者作成

コラム　レポート課題を指示する

　筆者が看護教員になったばかりの頃，老年看護学の授業を担当することになりました。筆者はそれまで臨床現場では高齢者の看護に携わってきましたが，それを人に教える機会はありませんでした。そのため，まずは，学生が高齢者に対してどんなイメージをもっているのか，高齢者のケアではどんなことを難しいと考えているのか知り，それをもとに授業を進めていくことにしました。

　そこで，初回の授業で「高齢者について」というタイトルのレポートを提出させることにしました。レポートは A4 判用紙 1 枚以上，どんな内容でもよい，評価には含まないことを伝えました。筆者としては，レポートの分量が少ないこと，評価には含まれないことから気楽な気持ちで取り組んでくれるものと考えていました。

　ところが，授業が終わった後，数名の学生が筆者のところを訪ねて

きました。「高齢者について何を書けばよいのでしょうか？」「一緒に住んでいる祖母のことを書きたいのですが，それでもよいですか？」「自分には祖父母がいないので，イメージが湧きません。新聞やニュースでみた内容でもよいのでしょうか？」など，レポートの内容についての質問がありました。また，「自由に書けと言われるのがいちばん困ります。評価しないと言われても，先生が授業中に読み上げたり，自分自身が読んだりすることになるかもしれないですよね。点数がつかないと適当にやる学生もいる。それでもレポートを書かせる意味があるのでしょうか？」「内容だけでなく私たちの努力もみてほしい」というような意見もありました。

　このような学生の反応から，自分が意図するレポートを書かせるためには明確なテーマを提示することが重要であると実感しました。また，なぜレポートを課すのか，レポートの内容を授業でどのように活用するのかなどを説明することは，学生の学習意欲に影響することがわかりました。さらに，学生が授業時間外で行う課題を出す場合にはできるだけ評価の対象とし，その内容や取り組み姿勢について何らかのフィードバックを返すべきであるとも感じました。　　　(嶋﨑和代)

4 自分で考えないとできない課題にする

　成果物による評価の利点は，学生が自分のペースでさまざまな参考資料をもとに成果物を作成できることです。しかし，近年のインターネットの普及によって注意すべきことがあります。それは，インターネット上で多くの学生の成果物が公開されたり，販売されたりしていることです。学生がインターネット上の成果物をそのまま自分の成果物としたり，複数の成果物を組み合わせて自分の成果物としたりする可能性があります。それでは課題を与えた意味や成果物によって評価する意味がなくなります。

　学生に**剽窃**（ひょうせつ）をしないように指導することも重要ですが，教員として剽窃しにくい課題を与えることも同時に必要です。つまり，学生が自分で考えなければできない課題にすることです。たとえば，「ナイチン

ゲールの『看護覚え書』の内容についてまとめなさい」といった一般的な内容のレポートの実例はインターネット上の多くのサイトで閲覧することができます。そのため，一般的で漠然とした課題を与えるのではなく，具体的な課題を設定して学生に指示を与えるのがよいでしょう。同様に毎年同じ課題を与えていると，上級生から成果物を入手する可能性もあるため，年によって課題に変化をつけましょう。

5 段階的に学習を進める

　成果物を作成する活動は，教員が思っている以上に学生にとって時間を要するものです。時間の要する成果物を作成させる場合には，段階的に学習を進めさせましょう。段階的にすることには3つの意義があります。

　第一に，大きな課題を複数の小さな課題に分けることで，学生が安心して学習を進めることができます。たとえば，授業時間内に途中まで書かせて，残った部分を授業時間外の課題にする，今週の授業では分析，来週の授業では計画とするなど少しずつ作成させていきます。

　第二に，途中の段階で**形成的評価**🔖を組み込むことができます。段階的に成果物を確認することで，教員は個々の学生に改善点を指摘したり，学習の進度のばらつきを防いだりすることができます。

　第三に，学生の剽窃を予防することができます。大きな課題を与えると自分では取り組めないと考え剽窃につながる可能性が高まります。段階的に課題を設定することで，学生が自分で考えて取り組むようになります。

3 成果物を評価し結果を伝える

1 評価基準に沿って採点する

　学生の成果物は具体的に評価項目ごとの配点を決め，その評価基準に沿って得点を算出しましょう。

　評価基準に沿って採点する際には注意が必要です。たとえば，美しい字で書かれたレポートは内容も優れているのではないかと思ってしまう可能性があります。また，学生の氏名をみながら採点をすると，普段の学生に対する印象が影響する可能性もあります。このような**ハロー効果**などの**認知バイアス**を認識したうえで，そういったバイアスがかからないように工夫をして評価を行いましょう。

　また，**キャリーオーバー効果**のように，採点する順序が採点に影響を与えることも指摘されています。そのため，全体の成果物の出来栄えとばらつきを理解したうえで，3段階くらいの評価で大まかに分けた後に，個々の成果物を採点するなどの工夫をするとよいでしょう。また，採点に一貫性をもたせるために，評価の基準になるいくつかの成果物を

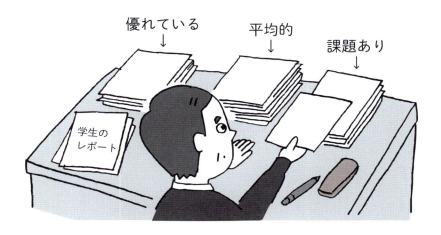

定めて，それらを参照しながら採点してもよいでしょう。

❷ フィードバックを与える

　学生から提出された成果物の評価結果を学生に伝えることは重要です。**フィードバック**♪をすることで，よくできている点や改善の必要がある点などを整理し，教員が今後の課題として学生に期待することを伝えることができます。

　たとえば，学生が学習活動の促進につながったと考える実習記録への教員のフィードバックの言葉の例として以下のものが挙げられています（高橋ほか 2014）。

- よくアセスメントができていますね
- 代謝面のアセスメントが抜けていませんか
- 身体・心理・社会的側面で考えましょう
- 患者にあわせた看護過程を考えましょう
- どのようなことからそう考えたのですか
- それは何の効果があるのでしょう
- ここでは医学用語を使いましょう
- 看護をしていくうえで何が大事なのでしょうか

　フィードバックは個人だけでなく集団にも与えることができます。授業中に何人かの学生の成果物を取り上げて評価結果をクラス全体に伝えるという方法です。このとき，書画カメラを活用して，学生のレポートをスクリーンに投影しながらその場で添削する方法もあります。

4 成果物に対する評価の工夫

1 学生自身に評価させる

　学生は成果物を作成して教員に提出したら終了と考えるかもしれません。しかし，学生自身に成果物を**自己評価**させて，よくできた点と改善すべき点を明らかにさせることが重要です。その際には，評価基準にあわせて自分の成果物を振り返らせましょう。また，自分自身で学習の成果を評価することは，自律的な学習者になるためにも重要です。

　一方，各回の成果物の作成と振り返りに対して過大な期待を寄せるのも現実的ではありません。たとえば，書く力などの能力は1回の課題で飛躍的に向上するものではありません。むしろ個々の授業を越えて**カリキュラム**全体で向上する能力といえます。成果物を作成し，それを振り返ることを繰り返すことで少しずつ文章力は向上するのです。

2 学生間で協力させる

　学生間で相互に成果物を評価させる機会を与えるとよいでしょう。ほかの学生から評価してもらうことや，ほかの学生の成果物を評価することで新たな視点を得たり，重要な点に気づくことができたりするからです(藤原・永岡 2010)。

　お互いのレポートを評価する活動に，**ピア・レスポンス**があります。ピア・レスポンスとは，学生同士がお互いの文章を読み合って検討する活動です(大島ほか 2014)。相手の文章を読み，疑問に感じたことを質問し，間違いがあれば指摘することにより，分析しながら読む力を養います。学生間で評価することで，読者の視点を得ることができ，客観的な視点をもった書き手としての成長を促します。

　事前の作業にあたるアウトラインを検討することからピア・レスポンスを取り入れることもできますし，提出前の確認を学生同士でチェック

することもできます。チェックリストを使って学生間で確認することでミスや漏れを防ぎます。ピア・レスポンスを上手に活用すれば，教員の労力を減らしながら学生の文章力を向上させる効率のよい方法にもなるでしょう。

3 グループの成果物を評価する

　グループで成果物を作成させることで，1人で取り組む際よりも難しい課題を与えることができ，さらにコミュニケーション能力などを高めることができます。一方で，グループによる成果物の評価を成績評価に加える際には注意が必要です。なぜなら，必ずしもグループ全員が同じ程度の貢献をしたかどうかわからないからです。

　成績評価は個々の学生の学習成果を対象として判定するものだという原則があります。各学生の貢献度が明確にわかる成果物であれば，それぞれの貢献度を評価すればよいでしょう。一方，どの学生の貢献なのかが明確でない成果物の場合は，個々の学生の学習成果を判断できないため，成績評価の対象として大きな比重を占めることは適切とはいえません。

　とはいえ，現実には時間的制約などの理由で，教員にとって各学生の貢献度が不明確な成果物を成績評価に組み込まなければならない場合もあるでしょう。その場合の方法は大きく2つあります。1つは，グループの全員に同じ得点を与えるという方法です。この方法は評価が容易であり，グループで成果を出すことが重要な課題の場合に使います。シラバスなどで事前に評価方法を周知したうえで，全体の成績評価のなかの比重が低い場合はこの方法でも問題は大きくないでしょう。

　もう1つの方法は，成果物の評価と個々の学生の貢献度の評価を組み合わせるという方法です。個々の学生に自分の担当した内容を書かせたり，自分を含めメンバーのグループ内での貢献度を評価させたりして，それらを全体の評価に組み込むという方法です。

10章 評価基準を可視化する

1 評価基準を可視化する意義を理解する

❶ 学生の学習を方向づける

　あなたが学生だった頃，出された課題に対して「どこがポイント？」「これでいいの？」と悩んだことはありませんでしたか。また，教員になってから，試験前に学生から「どんな試験ですか？」「(レポートには)何を書けばよいのですか？」「覚えればよいのですか？　それとも，考えて答える問題ですか？」などと質問されたことはないでしょうか。

　「よい成績をとりたい」と思う学生から「不合格にさえならなければよい」という学生まで，その欲求はさまざまですが，どの学生にとっても，どうすれば合格できるのか，どうすれば少しでもよい成績がとれるのかは最大の関心事です。どのような方法で評価するかだけでなく，どのような基準で評価するのかを事前に学生に知らせておくことで，学生たちはどこが要点なのかを理解することができ，要点を押さえながら効果的に学習できるようになります。

　特に，レポートや実技テストのように，**認知領域**や**精神運動領域**など複数の学習目標を含む課題では，評価基準を具体的に示すことで，学生は学習目標が複数あることを理解でき，それぞれの目標に対して適切に学習できるようになります。このように，評価基準を可視化することは，学生の学習を支援することにもつながります。

2 的確にフィードバックできる

　評価は教員が学生の成績をつけるために行うのでしょうか。もちろん，学生が学習目標をどの程度達成したかを評価し，成績をつけることは必要です。しかし，大事なのは，評価によって学生自身が何をどこまで達成できたのか，残された課題は何かを認識し，さらなる学習につなげられるようにすることです。そのためにも評価結果の**フィードバック**は不可欠です。

　しかし，点数だけ，もしくは，優・良・可などの評価結果だけを示しても，学生は自分が何をどこまで達成できて，何が残された課題であるかを把握することはできません。具体的に何ができていて，何ができていないのかを把握できるよう，評価は具体的に示す必要があります。評価基準は，評価のためのツールであるだけでなく，教員が学生にその結果を説明するための手段でもあるのです。

3 教員間で評価基準を共有できる

　看護教育では，演習や臨地実習などを複数の教員が分担し，それぞれの教員が担当した学生について評価をするという場面があります。学習目標は共有していても，各教員がそれぞれの評価基準で評価しては，学生にとって平等で公平性のある評価とはいえません。学生を公平に評価するために，評価基準を明確にし，教員間で共有することが必要です。

4 評価結果に納得できる

　評価基準が明確に示されていて，具体的に結果をフィードバックされることによって，学生は評価に納得できない場合に疑義を呈することができるようになります。しかし，絶対的な正解のないレポートや臨地実習の評価では，なぜその評価結果になったのか，どこをさらに補えばよ

いのかなどを学生自身が理解しにくい場合があります。また，実技テストのように「正しい手技」は決まっていても，それをどの程度の時間でできたかなど正誤以外の要素を含めて評価する場合にも同様のことが起こります。これでは，学生は向上を目指して努力することができません。

　誰もが納得できる評価がよい評価なのです。それは，評価を甘くすることではありません。どのように評価したかを明らかにして，学生が評価結果に納得し，自分に足りないものを補い，向上に励めるようにすることが重要なのです。

2 チェックリストを作成する

１ チェックリストの特徴を理解する

　評価基準を可視化する代表的なツールはチェックリストです。学習目標を構成する要素を細分化して評価項目として示し，各項目に対して「できた」か「できなかった」か，あてはまる箇所にチェックをしていきます(表10-1)。つまり，チェックリストは，「物品の点検をしている」「呼吸数を測定している」などの行動が示され，それを学生ができたかどうか確認するものです。判断が明瞭でわかりやすいという特徴があり，一度に多くの評価項目を設定することができます。

２ チェックリストの作成方法を理解する

　チェックリストを作成する際に重要なのは，その学習課題を通して何ができるようになることを学生に期待しているのかを明確にする点です。まず，何ができればその学習目標の「〜ができる」を達成したといえるのかを考え，その課題の学習目標を構成する要素を書き出します。学習目標が学生を主語にしていることから，その目標に対する達成度を評価する基準も，学生の行動レベルで具体的に表現することが必要になります。

表10-1　バイタルサイン測定を評価するためのチェックリストの例(演習)

学習目標：ほかの学生を模擬患者として正確にバイタルサインを測定でき，準備から片付けまでを10分程度で終えることができる

評価項目		自己確認	教員確認	備考(評価の根拠・次への課題)
1. 準備が適切にできる	・実施前に手指消毒をしている			
	・実施前に物品の点検をしている			
	体温計(破損のないこと，スタート値を確認)			
	聴診器(膜面で音が聞こえることを確認)			
	血圧計(水銀柱：上昇，下降，ゼロ点の確認，マンシェットの確認)			
2. バイタルサイン測定の基本的手技が正確に行える	・体温計を斜め30〜45°になるように腋窩中央に当て，必要時間体温測定している			
	・脈拍測定時は，第2，3，4指の腹を動脈の走行に直角においている			
	・脈拍測定部位は適切な位置を選んでいる			
	・気づかれないように呼吸数を測定している			
	・マンシェットはゴム嚢の中心が上腕動脈の上に，下縁が肘窩の2〜3 cm上にくるよう当てる			
	・マンシェットは指が2本程度入るほどの緩みをもたせて巻く			
	・上腕動脈を触知した部位に聴診器の膜面をおき，マンシェットに圧迫されないよう把持する			
	・触診で，または患者に最近の血圧値を聞いて，加圧する上限の値を確認している			
	・血圧測定時，触診法で得た値もしくは最近の血圧値より20 mmHg程度加圧する			
	・水銀柱を適度な速さ(2 mmHg/秒)で下げている			
3. 正確に測定できる	・血圧は，測定時に共聴用の聴診器で同時に聞き，測定誤差が収縮期，拡張期それぞれ±6 mmHg以内である			
	・脈拍(P)，呼吸数(R)は，同時または測定前後に他者が測定した値と比較し，その誤差がP±5，R±2以内である			

(つづく)

表 10-1　（つづき）

評価項目		自己確認	教員確認	備考(評価の根拠・次への課題)
	・体温は，体温計で測定値を確認し，その誤差が±0.1℃以内である			
4.　患者に不要な苦痛を与えず測定できる	・計測は，2回以内にできている			
	・不要になれば，マンシェットは速やかに外す			
	・血圧測定時の不要な加圧や脈拍測定時の不要な圧迫がない			
	・患者に不要な冷感を与えない			
	・患者への言葉かけができている			
5.　片付けが適切にできる	・実施後に手指消毒をしている			
	・実施後，物品の片付けをしている			
	体温計(アルコール綿で拭く，適切な収納を行っている)			
	聴診器(イヤーピースと膜面をアルコール綿で拭く)			
	血圧計(水銀を水銀槽のなかに完全に入れ，コックを閉める)			

できた：○，できなかった：×

　その構成要素をチェックリストの項目とし，それぞれに対して，「できた」「できなかった」でチェックし，できた項目の割合で合否や成績を決定するのか，できなかったものだけをチェックして評価し，その箇所を改善できるようアドバイスするのかなど，チェックリストを用いた評価の仕方を決定します。この場合，学生が学習意欲を失ってしまうような，否定的な表現にならないよう注意する必要があります。

　合格の水準を示しておくことも必要です。チェックリストを用いて採点する場合には，各項目にどのように配点するのか，合格水準は何点かを明確にしておきます。

3 チェックリストに尺度を加える

「できた」と「できなかった」のチェックリストでは，どのような水準で行ったかが重要になる場合は効果的に使用できません。その場合には，チェックリストに尺度を加えるという方法があります。3〜5段階程度の尺度を加えることで，学生が行動をどこまでできるようになっているかを確認することができます。

尺度としては，「優れている」「目標を達成している」「改善の余地がある」や「1人でできた」「指導を受けてできた」「（指導や助言を受けても）できなかった」などが使われます**(表10-2)**。一方，尺度が明確でないと評価者によって判定にばらつきが出る可能性があります。

4 多面的に評価する

学生自身はできていると考えても，教員はできていないと評価する場合もあるでしょう。それとは逆に，学生自身はできていないと考えても，教員はできていると評価する場合もあるでしょう。学生と教員の間には認識のずれが生じるものです。

そのため，チェックリストの欄に学生の**自己評価**欄と教員の評価欄の2種類を用意する例もあります。このようなチェックリストは，学生と教員の間の認識のずれを埋めるだけでなく，学生の評価能力を高めることもできます。臨地実習の場合，自己評価，臨床評価，教員評価という3種類の評価欄を用意している教育機関もあります。

3 ルーブリックを作成する

1 ルーブリックの特徴を理解する

ルーブリックは，課題に対する評価ツールの1つです。評価の観点

表 10-2　バイタルサイン測定を評価するためのチェックリストの例（臨地実習）

学習目標：受け持ち患者のバイタルサインを測定し，その結果をアセスメントすることができる

評価項目	1人でできた	少しの助言でできた	指導を受けてできた	援助を受けてできた	援助を受けてもできなかった
1. 受け持ち患者の状態に応じ，バイタルサイン測定の頻度を判断できる					
2. バイタルサインを測定するための準備ができる					
3. 受け持ち患者にバイタルサインを測定することを説明し，同意を得たうえで実施できる					
4. 患者の体位を適切に整えることができる					
5. 正しい手技でバイタルサインを測定できる					
6. 正確にバイタルサインを測定できる					
7. 患者に苦痛を与えずバイタルサインを測定できる					
8. 患者の状態の変化をアセスメントするために必要な事項を患者から聞き取ることができる					
9. バイタルサインの測定結果を患者に伝え，片付けをして退室できる					
10. バイタルサインの測定結果をアセスメントし，患者の状態の変化を判断できる					

と，到達度を示す尺度を表にしたものです。チェックリストと似ている点もありますが，それぞれの段階に対応した成果の特徴が評価基準として具体的に示されている点が異なります。複数の種類の学習目標を含む課題でも，それぞれを評価の観点に設定することで統合して評価することが可能になります。また，評価者によるばらつきが少なく，学生にとっては改善点が明確になるという特徴があります。**表10-3**は，レポートを評価するためのルーブリックの例です。

2 ルーブリックの作成方法を理解する

ルーブリックは，4段階で作成することが推奨されています(スティーブンス，レビ 2014)。

(1) 振り返り

学生に何を求めているのか，なぜこの課題をつくったのか，前回この課題を与えたときに何が起きたのかについて振り返ります。この振り返りを行うことで，授業の学習目標のなかでのこの課題の位置づけを明らかにし，どのようなルーブリックを作成するかを構想します。

(2) リストの作成

課題の具体的内容と課題が完成したときにできるようになってほしい学習目標は何かに焦点を絞りリストを作成します。この課題を通して学生に求めているものを具体的に表現するように注意しながらリストを作成します。まず，課題の学習目標のリストをつくり，その後，この課題で期待される最高到達段階のリストをつくります。

たとえば，「選択した時期の健康問題・健康課題を正しく説明できる」「健康問題・健康課題を踏まえ，選択した時期の女性への具体的な支援を提言できる」「ウェルネス，エンパワメント，意思決定支援の観点を踏まえて支援のあり方を述べることができる」「レポート作成の基本的な

表 10-3　レポートを評価するためのルーブリックの例

課題：女性のライフサイクル各期のなかから 1 つの時期を選択し，女性の健康を維持・増進するための支援のあり方について考察する

評価の観点		S	A	B	C	D
選択した時期の健康問題・健康課題の説明		健康問題・健康課題が漏れなく，正確に説明できていた	説明に漏れがあった/正確でないところがあった	項目を挙げるのみで具体的に説明できていないが，挙げられた項目は適切であった	項目を挙げるのみで，項目にも不足や正確でない箇所があった	健康問題・健康課題に触れていない
女性への支援		健康問題・健康課題に基づいて，支援のあり方が例示もしながら具体的に述べられており，内容も妥当であった	健康問題・健康課題に基づいて，支援のあり方は述べられているが抽象的である/または，内容が妥当性に欠けていた	健康問題・健康課題に基づいて，支援のあり方は述べられているが抽象的で内容も妥当でなかった	支援のあり方は述べられているが，その時期の健康問題や健康課題との関連が不明確	支援のあり方が述べられていない
ウェルネス，エンパワメント，意思決定支援を踏まえた支援の説明		ウェルネス，エンパワメント，意思決定支援の観点を踏まえて支援のあり方が述べられていた	ウェルネス，エンパワメント，意思決定支援のうち 2 つの観点を踏まえて支援のあり方が述べられていた	ウェルネス，エンパワメント，意思決定支援のうち 1 つの観点を踏まえて支援のあり方が述べられていた		ウェルネス，エンパワメント，意思決定支援が踏まえられていない
レポート作成の基本を踏まえた記述	EBN な記載	教科書以外の文献も用いて，エビデンスを示しながら論述できていた	用いられた文献が教科書のみであった	ほとんど文献が用いられていない (1～2 編程度) が，用いられた文献は教科書以外	教科書の範囲で 1～2 編を用いたのみ	文献が用いられていない
	読みやすさ		適宜項目を立て，読みやすいレポートを作成できていた	項目が多すぎる/少なすぎるために読みにくい		項目立てができていない
	引用文献記載		用いた文献が文献記載のルールに則って適切に提示できていた	一部，記載事項に不足があった	文献のタイトルなどが一部記載されているのみで，当該文献にたどり着けない	文献が記載されていない

ルールを守ってレポートを作成できる」という学習目標を挙げます。次に，それぞれの学習目標に対する最高到達段階を，「健康問題・健康課題が漏れなく，正確に説明できていた」といったように決めていきます**(表10-3)**。

(3) グループ化と見出しつけ

この課題で期待される最高到達段階のリストを類似する項目ごとにグループ化し，それぞれのグループに見出しをつけます。この見出しが評価の観点となります。

表10-3の場合，「選択した時期の健康問題・健康課題を正しく説明できる」という学習目標に対する最高到達段階は，「健康問題・健康課題が漏れなく，正確に説明できていた」の1つしかないため，グループ化する必要はありません。したがって，「選択した時期の健康問題・健康課題の説明」という見出しのみとなります。しかし，学習目標のなかにいくつかの要素を含んでいるような場合には，その学習目標を達成したと判断できる最も高い到達段階を書き出し，グループ化を行います。

表10-3の下から3行の最高到達段階には「教科書以外の文献も用いて，エビデンスを示しながら論述できていた」「適宜項目を立て，読みやすいレポートを作成できていた」「用いた文献が文献記載のルールに則って適切に提示できていた」と並んでいます。これらは，レポート作成の基本を踏まえた記述ができているかどうかという点で類似している項目のため，「レポート作成の基本を踏まえた記述」という見出しをつけてグループ化しています。

ルーブリックを作成する際，「誤字がなく，適宜項目を立てて読みやすいレポートを作成できていた」のように，1つのマスに「誤字がない」と「適宜項目を立てる」など，どちらにも程度がある複数の項目を入れてしまうと，「誤字はまったくないが項目が少なすぎて読みにくい」レポートの場合，誤字はまったくないので最高到達段階にできるけれど，項目の立て方が不適切なため最高到達段階にはできないなど，評価に困るこ

とになります。評価のしやすさも考え，1つの見出し(評価の観点/「領域」といわれる場合もある)に含まれる項目に注意することも必要です。ルーブリックの作成では，学生と教員の双方がわかりやすいものであることが重要です。

(4) 表の作成

　見出しを評価の観点として一番左に並べ，その横に，左から右へと尺度を下げながら，3〜5段階の水準の表を作成します。まず，それぞれの評価の観点に対して，最高到達度の枠に，最高到達段階のリストに挙げた行動を入れていきます。次に，最低到達度の枠に最も低い水準の行動を記述します。その後，最高と最低の間の中間レベルの評価の基準となる行動を記述します。

　評価の尺度は3〜5段階のものが一般的です。3段階で評価するルーブリックが最も作成しやすく，5段階のように段階を細かく分けるほど作成は難しくなります。はじめてルーブリックをつくる場合は，3段階のルーブリックから始めるとよいでしょう。

　評価の尺度は，学生が最高到達度に向かって水準を上げていけるよう意識した表現がよいといわれています。「〜ができていない」など学生のやる気を失わせるような否定的な表現は避けるようにします。所属する教育機関の成績評価が「S(秀)〜D(不可)」であればそれを用いるのもよいでしょうし，「優・良・可」でもよいかもしれません。また，「3・2・1」のように数字で表現するという方法もあります。学生にわかりやすく，学生がもっと学んで，あるいはもっと技術を改善して上の水準を目指そうと思えるような表現を工夫してみましょう。

3 ルーブリックを作成する際の工夫

　ルーブリックは評価基準を可視化しますが，作成に時間がかかると

いう課題があります。はじめて作成する場合は，既存のルーブリックを参考にするとよいでしょう。文献やインターネットを通して，担当授業の評価に役立つルーブリックを探してみましょう。参考となるルーブリックを自分の授業にあわせて変更するところから始めると作業が効率的になるでしょう。

　また，ルーブリックを学生と作成する方法も提案されています（スティーブンス，レビ 2014）。教員が1人で作成するよりも教員の作業量が減少するだけでなく，学生が誤解しない表現になり，さらに学生が課題に対して主体的になるという効果が指摘されています。

　教員の意図していることを説明した後，学生に意見や質問を出してもらうことで，尺度間の違いを明確にしたり，学生が理解しやすい表現に改善したりすることができます。また，クラス全体をグループに分け，グループで話し合った結果を出してもらい，ルーブリックを改善していくこともできます。そうすることで，学生たちに「自分たちで決めた評価」という意識が芽生え，積極的に課題に取り組むようになります。ルーブリックに示す表現のなかには，レポート作成に慣れている上級生には理解できても下級生にはわかりにくいものがあります。下級生と一緒にルーブリックを作成することは難しいですが，学生にとってわかりやすい評価にすると学習効果は高まります。学生の意見を聞きながらルーブリックを作成してみましょう。

コラム　ルーブリックは教員から学生へのメッセージ

　筆者の担当する授業では，いくつかのレポートを学生に課しています。レポート課題を提示する際，レポートの評価基準をルーブリックで示して配付しています。以前，学生から，「答えを先に出していいんですか？」と聞かれたことがあります。しかし，ルーブリックは「正解」を示しているわけではありません。なぜなら，レポート課題に対してどのような題材を選んで論じるかは学生によって異なり，さらに筆記テストのように正解があるものではないからです。評価基準はどのような題材を選んで論じた場合にも，どのようなことが，どの程度，レポートに含まれているかによって，S～Dの5段階のどのランクに評価するかということを示しているにすぎないからです。

　評価基準を示すようになって大きく変わったことがいくつかあります。まず1つは，提出期日間際になって「何を書けばよいのですか？」「これは入れたほうがいいですか？」「最低何枚くらい書けばよいですか？」という質問攻めにあうことがなくなりました。2つめに，ピント外れな「残念なレポート」に出会うことがなくなりました。

　なぜなら，評価基準を示すことによって，学生たちは，最低限何を書かなくてはいけないのか，何が述べられていないと不合格になるのかを理解することができるようになったからです。

　学生の学習段階にもよりますが，低学年に課すレポートの評価基準では，レポートの表紙が適切につけられていることや，項目を明記して記述できていることなど，レポートの体裁に関する項目を盛り込むこともあります。その結果，レポートの体裁に関するコメントを何度も書く必要がなくなりました。

　評価基準を学生に示すことは，教員がこの課題を通して何を学んでほしいと意図しているのかを，具体的に学生に示すメッセージではないかと思います。

(服部律子)

第3部

授業改善の方法

11章
授業改善の方法を理解する

1 実践を通して授業を改善する

1 意図的に授業改善の機会をつくる

　教員は教壇に立ったその日から，一人前の教員として扱われ，授業を行うという点ではベテランの教員と同じ仕事を行うことが期待されます。看護師を含む多くの職業では，上司や先輩とともに仕事をし，その過程で見本をみせてもらったり，アドバイスをもらったりと，業務の進め方について学習する機会が多くあります。一方，教員は1人で授業を行うことが多く，授業の進め方について他者から学習する機会は少ないといえます。また教員の文化として，教員間でお互いに授業について口出しすべきではないという相互不可侵の意識が生まれがちであることが指摘されています(秋田・佐藤 2015)。

　このような職業上の特徴をもつため，授業改善の機会は自然とは生まれにくく，教員自らが意図的にその機会をつくる必要があるのです。

2 授業改善は教育評価の目的の1つ

　すでに述べたように，教育評価は成績判定のみを目的としていません。教員自身の授業を改善することも教育評価の目的になります。たとえば，すべての学生が授業の学習目標を達成しなかった場合，学生の努力不足に原因があったというよりも，教員の指導に問題があったと考えるほうが自然でしょう。そうであれば，次年度の授業において学生が授

業の学習目標を達成できるように改善する必要があるでしょう。

　授業評価アンケート♪などで学生の声を収集することも教育評価に含まれます。授業改善は教育評価の目的の1つであり、教員は評価結果から授業改善につなげていくことが期待されているのです。

　授業設計のモデルにおいても、教育評価を授業改善につなげていくことが想定されています。1章において紹介した**ADDIE モデル**♪では、授業を実施した後の評価が次の授業にさまざまな形で反映されることが示されています。

❸ 授業改善には2つのアプローチがある

　授業改善には大きく2つのアプローチがあります。1つは、授業方法に関する理論や実践的な知識に基づいて授業を改善していくものです。たとえば、研修で**ジグソー法**♪という新しい授業方法を学んで、授業のグループワークに活用していくといった活動があてはまります。

　もう1つは、自分自身の授業を振り返ることで授業を改善していくものです。たとえば、小テストの結果がよくなかったので、次の授業では説明の方法を変えてみようといった活動があてはまります。

　この2つの授業改善の型は、教員を専門職としてどのようにとらえるのかと関係しています。前者は、理論や技法によって教員はよりよく仕事ができるようになる**技術的熟達者**♪という専門職のとらえ方です。一方、後者は、実践と省察の繰り返しのなかで教員はよりよく仕事ができるようになる**省察的実践家**♪という専門職のとらえ方です。教員には、技術的熟達者と省察的実践家の両方の側面があるため授業改善に2つのアプローチがあるのです。

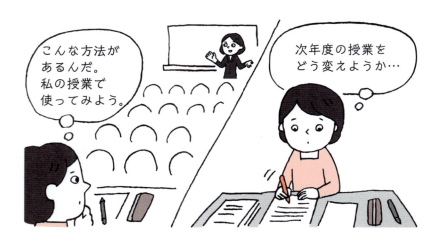

2 授業実践を振り返り改善する

1 授業改善にはモデルがある

　自分の授業の実践を振り返って授業を改善することは特別に難しくはありません。授業改善のための材料は，授業のなかでいくらでも手に入れることができます。その材料をもとに，自分の教え方のよかった点と改善すべき点を明らかにし，次からどのようにしたらよいのかを考えればよいのです。自らの授業を実践して振り返って改善につなげるというプロセスは**授業研究**といえます。

　授業改善を進めるには，経験学習のモデルを参考にするとよいでしょう。経験，省察，概念化，試行の4段階から構成されるコルブの経験学習モデルは，教員が過去の経験を意味づけして未来の実践に活用する流れが明確になります（Kolb 1984）。

　教師教育の分野ではコルブの経験学習モデルを発展させた**ALACTモデル**が提案されています（コルトハーヘン 2010）。ALACTモデルは，

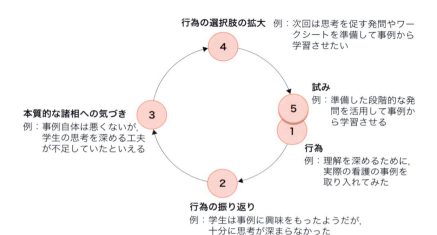

図11-1 ALACTモデルによる授業改善

コルトハーヘン(2010)，p.54 より筆者作成

行為(Action)，行為の振り返り(Looking back on the action)，本質的な諸相への気づき(Awareness of essential aspects)，行為の選択肢の拡大(Creating alternative methods of action)，試み(Trial)の5段階から構成されます**(図11-1)**。

ALACTモデルは振り返りによって授業の本質に気づくことや改善のための選択肢をつくりあげることが強調されている点が特徴といえるでしょう。

2 授業改善につながるように振り返る

授業改善につながるように振り返るにはどうしたらよいのでしょうか。ALACTモデルを念頭において，学生が授業に集中していなかった場面について考えてみましょう。

まず，学生が授業に集中していなかった原因を考えるところから始まり

ます。ある教員は口頭で注意をしなかったからと考えるかもしれません。そして，次回の授業から，学生が集中していないときに口頭で注意するという方針をとるかもしれません。しかし，この対症療法のような振り返りは，学生がなぜ授業に集中していなかったのかを深く考えたものとはいえないため，本格的な授業改善にはつながらないでしょう。

　学生が授業に集中していなかった理由を深く考えていけば，学生だけの問題ではないと気づき，自らの授業内容や授業方法にも原因があるのではないかと考えるようになっていきます。その過程で，授業の課題の本質や改善の糸口を発見できるかもしれません。振り返りにおいて大事なことは，さまざまな観点から自問自答し考えを深めていくことです。ALACTモデルでは，下記の問いが振り返りを促す問いとして提示されています(コルトハーヘン 2010)。

- 授業の文脈はどのようなものでしたか
- あなたは何をしたかったのですか
- あなたは何をしたのですか
- あなたは何を考えていたのですか
- あなたは何を感じたのですか
- 学生は何をしたかったのですか
- 学生は何をしたのですか
- 学生は何を考えていたのですか
- 学生は何を感じたのですか

3　授業のなかで改善点を明らかにする

1 授業の途中で振り返る機会をつくる

　授業を改善するためには，授業の途中段階において振り返る機会をつくることが大切です。授業の途中で振り返る機会がなければ，期末テス

トの採点の際にはじめて学生が授業についてこれなかったことに気づくということになってしまうかもしれません。

では，どのような場面で振り返るべきでしょうか。毎回の授業の終了時や**単元**♪などの1つの学習のまとまりが終わったときに振り返る習慣をつけておきましょう。また，学生がつまずきやすい学習内容を教えた直後には学生の理解度を確認する必要があります。新たな授業方法を取り入れたときには，その効果を確認するためにも振り返りは重要になるでしょう。

2 学生の反応を確認する

授業のなかで学生の反応を確認することは重要です。教員の説明に学生が集中できているかどうか，ディスカッションが活発に行われているかどうかなどは，直接学生に尋ねなくても教壇からでもある程度わかるでしょう。学生の表情や活動を観察するだけでなく，学生に直接尋ねることも有効です。学生の反応を確認するには以下の方法があります。

- 授業の前後の休み時間に授業についてこれているかを尋ねる
- 黒板の文字が読めるかどうか，配付資料がわかりやすいかどうかなどを尋ねる
- 学生の表情や受講態度から授業についてこれているのかを確認する
- 教室を歩きながら，学生がどのようにノートをとっているのかを確認する
- 授業の前後で，学生に学習の状況を尋ねる
- **ミニッツペーパー**♪を活用して，よく理解できなかった点や質問したい点を自由に書かせる
- 一部の学生に協力してもらい，グループで授業について自由に意見を述べてもらう**フォーカスグループ**♪の手法を取り入れる

3 学生の理解度を確認する

　学生が授業の内容をどれくらい理解しているかは，教員が知るべき重要な情報の1つです。学生の反応からだけでは，学生が理解したかどうか十分にわからない場合もあるでしょう。そのような場合は，実際に課題を与えて理解しているかどうかを確認しましょう。学生の理解度を確認するには以下の方法があります。

- 学生を指名して，授業内容にかかわる問題に答えさせる
- **正誤法**や**多肢選択法**の問題を出して，学生に手を挙げて答えさせる
- 10分程度で解答できる小テストを実施する
- **クリッカー**などの教育器具を利用して問題の解答を選択させる
- 授業時間外の課題を課して，次回の授業の開始時に提出させる

4 自分の授業を録音・録画する

　自分の授業を録画した映像を視聴すると，多くの改善点に気づくことができます。映像は，学生の視点から客観的に自分の授業を確認することができる点が特徴です。また，現在では本格的なビデオカメラがなくても携帯電話などで容易に撮影することができます。教員の授業を録画して，専門家とともに授業映像をみながら振り返るというサービスもあります (デイビス 2002)。

　授業の録画は授業改善への大きな効果がありますが，自分の授業を録画した映像を視聴することへの心理的抵抗があるようです。多くの人は，自分の教える姿と声に理想を描いていますが，映像や音声からその理想と現実とのギャップが大きいことに気づき，落胆してしまうようです。特に，「えーと」や「あのー」といった口癖が頻繁にあったり，頭をかく癖があったりする人などは，自分自身でみると非常に気になって恥ず

かしい思いをするかもしれません。まずは，自分自身の姿をみることに慣れていくことが大切です。姿をみるのに抵抗があれば，録音を聞くことから始めてもよいでしょう。

　教員の姿だけでなく学生も含めて撮影すると，教員の説明に対する学生の反応や学生間のディスカッションなどに関する気づきが得られるでしょう。ただし，学生を撮影する際には，教員の授業改善のために撮影することを事前に伝えて了解を得る必要があります。

5 参観者にアドバイスを求める

　学生以外の者に授業を参観してもらい，アドバイスを求めるのも効果的な方法です (ガレスピー，ロバートソン編著 2014)。教育機関によっては，教室のなかに入って授業改善を支援する専門家を配置しているところもみられます。

　そのような専門家がいなくても，同僚の教員などに授業を参観してもらってもよいでしょう。そして，授業の進め方について感じたことを率直に語ってもらいましょう。

　看護教育の場合，**オムニバス授業**♪や**チーム授業**♪など，1つの授業を複数の教員が担当する機会があります。そのような機会では，授業が終わった後にほかの教員に感想やアドバイスを求めるようにしましょう。

4 授業全体を評価し改善する

1 学生の試験結果を活用する

　授業全体が終わったときに次年度の授業に向けて反省点や改善点を明らかにすることは重要です。なぜならば学習目標の変更，**教科書**♪の変更，教室の変更などを含む大きな変更は，この段階にならないとできないからです。

授業全体を振り返るときに役立つのは，学生の期末テストの結果です。期末テストは学生が授業の学習目標を達成したかどうかを判断するものであるため，多くの学生に共通する間違いがみられた場合，その内容に関する説明がきちんと伝わっていないことがわかります。

　学生の期末テストの結果を通して，学習目標，授業計画，教材，教室環境，授業方法，評価方法が適切であったかなどを確認しましょう。適切でなかったものがみつかったら，変更を検討し，次年度の**シラバス**♪にその変更を反映しましょう。また，授業方法の改善に伴って固定式の座席でない教室に変更したいなどの要望があれば，教務課などの担当者と早めに相談しておきましょう。

2 授業評価アンケートを活用する

　現在，多くの教育機関において学生による授業評価アンケートが実施されています。授業評価アンケートの結果には，個々の教員の授業改善に役立つ情報が含まれています。一部に非常に批判的な意見や誤解に基づいた意見が含まれることもありますが，全体としては率直な学生の意見がわかります。授業改善に向けて授業評価アンケートの結果を有効に活用しましょう。

　所属機関で共通に実施する授業評価アンケートには必ずしも自分の尋ねたい項目が含まれていない場合があります。その場合は，自分が尋ねたい内容を伝えて自由記述欄に回答してもらったり，追加のアンケート用紙を配付したりしてもよいでしょう。

　授業評価アンケートを実施する際には，教員として授業を改善するために学生の率直な意見を大切にしていることを伝える必要があります。そのためには，以下の点に留意しましょう。

- 授業評価アンケートを実施する日を事前に学生に伝える
- 授業評価アンケートの目的と意義を学生に伝える

- 授業改善のために自由記述を具体的に書いてほしいと学生に伝える
- 授業評価アンケートの結果は，成績にはまったく影響を与えないことを伝える
- 匿名性を確保するために，一部の学生を指名して，教員が教室の外で待機している間にアンケートの回収をお願いする
- 授業の成績をつけるまでは授業評価アンケートの結果をみないことを伝える

5 自分自身の教育能力を向上させる

❶ 同僚教員と教育について議論する

　教育能力を向上させるために，同僚教員との議論は役立ちます。同僚教員とは同じ学生を対象にしているために，共通の悩みや課題もみつかるでしょう。特に専門分野が近い同僚とは，教育内容についてより具体的な話ができます。シラバスでの表現方法，レポートのテーマと課題の与え方，指定する教科書，テストの方法などについても，同僚教員からコメントをもらうとよいでしょう。

　複数の教員と議論する場合は，看護教員にはなじみのあるカンファレンス形式で行ってもよいでしょう。授業の映像をもとに協同して実践を検討する方法として**授業カンファレンス**が提案されています(稲垣 1986)。

　関係性ができていない段階では批判的な指摘はしにくいものです。同僚教員と教育についての議論を深めていくために，日頃からできるだけ同僚と自由に会話できる関係を築く必要があります。

❷ ほかの教員の授業を見学する

　以前は授業は聖域であって学生以外は参加させないという文化があり

ましたが，現在では教員の意識は徐々に変化しつつあります。教員の教育能力の向上を目的に，授業公開を組織的に推進している教育機関も多くみられます。

　ほかの教員の授業を見学することには多くの意義があります。まず，個々の教員の授業方法や教材を改善するきっかけになります。多くの教員は自分が学生のときに受けた授業に影響を受けており，その経験に基づいた授業を行っていることもあります。しかし，その方法は現在の学生にとっては古くなってしまっているかもしれません。ほかの教員の授業を見学することで，現在の学生にあった授業方法の工夫や新しいメディアの活用方法など，多くの発見が期待できるでしょう。

　また，同僚教員の授業を見学できれば，授業間の関係が整理され**カリキュラム**♪の体系化にも役立ちます。自分が担当する授業の前後でどのような内容が教えられているのかを理解できると，担当する授業の役割が明確になるからです。

　授業を見学できなくても，多くの教育機関ではシラバスを公開しており，授業の全体像をつかむことができるでしょう。さらに，現在では，**MOOC**♪と呼ばれるインターネット上の無償の授業動画などによって，国内外の著名な教員の授業を見学することができます。専門領域が異なる授業であっても，説明の仕方やスライドの見せ方など参考になるところは少なくないでしょう。

❸ 各種研修の機会を活用する

　研修も教員の教育能力を向上させる機会です。大学においては，**大学設置基準**♪で**ファカルティ・ディベロップメント**♪が義務化されており，教員の教育能力を高めるための研修の機会が提供されています。まずは，所属機関の研修の機会を有効に活用しましょう。

　研修は，講義形式もあればグループワークなどを取り入れたワークショップ形式もあります。特に，グループワークに慣れていない教員に

とっては，授業に取り入れるうえで，自らも体験してみることをお奨めします。また，新たな理論や技法を学ぶ研修もあれば，自分の授業実践を振り返ったり，授業の工夫を参加者で共有したりする研修もあります。規模が大きな教育機関であれば，教員全員を対象とした研修だけではなく，新任教員を対象とした研修など対象者を限定したものもあります。

　所属機関のなかで機会が限られていたとしても，多くの教育機関や団体が研修の機会を提供しています。それらの機会は単に教育能力の改善に資するだけでなく，新たなネットワークを築くきっかけにもなるでしょう。

4 自分の教育活動の実績を整理する

　教員として自分の教育活動の実績を整理する機会をつくることも重要です。**ティーチングポートフォリオ**♪はその手段になるでしょう。ティーチングポートフォリオは，教員の教育活動の評価のために用いられる資料です。教員が，自分の教育活動の成果を証拠立てる資料を揃え，それを1つのファイルにまとめて，教育業績の評価を受けるというものです。教員の採用や昇進においてティーチングポートフォリオの提出を義務づけている教育機関もあります。

　ティーチングポートフォリオは教員の教育能力を評価するためにつくられるものですが，教員の教育能力の向上にも活用できます。ティーチングポートフォリオの作成の過程において，自分の教育実践をしっかりと振り返り，自分の教育観を明確にすることができるからです。教育機関などが主催するティーチングポートフォリオを作成するためのワークショップに参加してみるのもよいでしょう。

付録　授業に役立つ資料

1　初回配付用シラバスの例

母性看護学概論

Ⅰ　科目の概要
1. 区　　分：専門教育科目
2. 開講時期：2年生前期
3. 単位数：2単位
4. 教　　室：2号館 2501 講義室
5. 担当教員：服部律子（H23 研究室）
6. 授業の目的：母性看護を実践するうえで基礎となる知識を習得し，母性看護のあり方について考える。
7. 授業の概要：
人間はどのように子どもを産み育て，親になっていくのでしょう。そのプロセスで私たち看護職はどのようなケアを行えばよいのでしょう。この科目では，子どもを産み育て，家族を形成する時期や生命の継承にかかわる女性の健康について学び，これらの対象への看護のあり方について考えます。また，母性看護の場で生じる倫理的問題についても学びます。

Ⅱ　学習目標
この授業では，次の7つの学習目標を達成することを目指します。
1. 母性看護の基盤となる概念を説明できる
2. 女性のライフサイクルにおける身体的変化と健康問題について説明できる
3. 生殖のメカニズムについて説明できる
4. 親になるプロセスや家族形成，家族の発達と課題について説明できる
5. 女性や母子・家族を取り巻く社会の変遷と現状について説明できる
6. 母性看護の場で生じる倫理的問題について考察できる
7. 母性看護のあり方について考察できる

Ⅲ　受講の要件
この科目を受講できるのは，1年生で開講された専門基礎科目と専門科目のすべてを修了している学生です。

Ⅳ　教科書と参考図書
1. 教科書
系統看護学講座　専門分野Ⅱ　母性看護学1　母性看護学概論　第13版，医学書院，2018

2. 参考図書
   1) 系統看護学講座　専門基礎分野　人体の構造と機能1　解剖生理学　第10版, 医学書院, 2018
   2) 系統看護学講座　専門分野Ⅱ　成人看護学9　女性生殖器　第14版, 医学書院, 2018
   3) 系統看護学講座　基礎分野　心理学　第6版, 医学書院, 2018
   4) 系統看護学講座　専門分野Ⅱ　母性看護学2　母性看護学各論　第13版, 医学書院, 2018
   5) 病気がみえる　vol. 10　産科　第3版, メディックメディア, 2013
   そのほか, 授業中に適宜紹介します。

V　授業の進め方

1. 授業方法
   講義, ペアワーク, グループワークを組み合わせて授業します。ペアやグループは, その都度, くじ引きなどで決定します。
2. 受講の準備
   1) 授業中に学生のみなさんの携帯電話をクリッカーの端末として使用します。各自, 必要なアプリを事前にダウンロードしておいてください。
   2) 初回の授業までに, 指定されている教科書を準備しておいてください。
   3) 授業で提示するパワーポイントの資料は前日までにポータルサイトにアップしておきます。授業時には, 各自資料がみられるよう準備をしておいてください。
   4) 各回の授業内容をこのシラバスで確認し, 事前学習が提示されている場合には, 事前学習課題を済ませたうえで受講してください。
3. 受講ルール
   1) 授業開始前にペアやグループ分けを行います。開始5分前には講義室に入室すること。
   2) 授業中は私語を慎み, ほかの学生の迷惑になるような行動をしないこと。
   3) 30分以上の遅刻・早退は欠席とします。公共交通機関の遅延などやむを得ない事情による場合には,「平成30年度履修の手引き」に従い, 必要な手続きをすること。
   4) 履修登録, 成績評価, 公欠は「平成30年度履修の手引き」の通りです。

VI　授業計画

学習内容など	授業方法	授業時間外の学習
第1回　イントロダクション 1. この科目で何をどのように学ぶのか 2. 母性看護が目指すもの, 母性看護の対象や場面, 方法 該当する教科書のページ：pp. 34〜52, 146〜178	講義	自分なりにイメージする母性について, 社会で話題になっていることを新聞やインターネットなどで調べて授業に持参する

第2回　母性とは？ 1. 母性とは 2. 親になるとは，母性・父性・親性，maternal identity，母親役割 3. 母子関係と愛着・母子相互作用 該当する教科書のページ：pp. 2〜19	講義とペアワーク	(授業後)乳児とその母親(父親がいる場合にはその様子も)のやりとりの場面を観察し，その様子を書き留める	
第3回　家族とは，子育てとは？ 1. 母子関係，父子関係 2. 家族の発達段階，家族システム 3. 母性の世代間伝達 該当する教科書のページ：pp. 124〜144	講義とペアワーク		
第4回　母子を取り巻く環境はどのように変化してきたか 1. 母子保健統計の動向 2. 母子保健の施策と変遷 3. 社会文化的環境の変化 該当する教科書のページ：pp. 54〜94，124〜129	講義とペアワーク	母子保健統計に関する用語の定義についてのワークシートを仕上げて授業に持参する	
第5回　女性の身体はライフサイクルに応じてどのように変化するのか 1. 身体の発育 2. 女性の性周期の変化 3. 妊娠のメカニズム 該当する教科書のページ：pp. 96〜117	講義とグループワーク		
第6回　女性のライフステージ各期の健康問題をどのように看護するか1 1. 女性のライフサイクル 2. 思春期の健康問題 3. 成熟期の健康問題 4. 月経に関する健康教育と月経異常・月経随伴症状への看護 該当する教科書のページ：pp. 124〜129, 180〜217	講義とグループワーク		
第7回　女性のライフステージ各期の健康問題をどのように看護するか2 1. 更年期・老年期の健康問題 2. 性差医療 3. 更年期障害への看護 4. 骨粗鬆症への看護 該当する教科書のページ：pp. 27〜33，217〜247	講義とグループワーク		

第8回　人間の性；セクシュアリティってなに？ 1. セクシュアリティの概念とセクシュアリティの発達 2. 性の分化 3. 性の多様性 4. 人間の性行動 該当する教科書のページ：pp. 20〜23, 117〜123	講義とグループワーク	新聞やインターネットを使って，セクシュアリティに関して社会で話題になっていることを調べて授業に持参する
第9回　リプロダクティブヘルス/ライツってなに？ 1. リプロダクティブヘルス/ライツの定義 2. リプロダクティブヘルス/ライツに関する課題・問題 3. リプロダクティブヘルス/ライツを守るためにできること 該当する教科書のページ： 　pp. 24〜27, 176〜177, 250〜300	講義とグループワーク	リプロダクティブヘルスに関する歴史的変遷について調べて授業に持参する
第10回　家族計画指導をしよう 1. 家族計画の考え方 2. 受胎調節の原理と方法 該当する教科書のページ：pp. 250〜256	講義とペアワーク	各自与えられた事例への受胎調節指導について考え，レポート用紙にまとめてくる
第11回　どうすれば性感染症や望まない妊娠を予防できるか 1. 性感染症の罹患状況 2. 性感染症の予防法 3. 人工妊娠中絶の動向 4. 人工妊娠中絶術とその影響 5. 性感染症や望まない妊娠を予防するためのケア 該当する教科書のページ：pp. 256〜282	講義とグループワーク	
第12回　性暴力被害を受けた女性へのケア 1. 性暴力被害の実態 2. 性暴力被害を受けた女性へのケア 該当する教科書のページ：pp. 291〜300	講義	
第13回　児童虐待と看護 1. 児童虐待とは 2. 児童虐待の実態 3. 児童虐待防止と親になるプロセスへの支援 該当する教科書のページ： 　pp. 168〜178, 301〜307	講義	

第 14 回　生殖補助医療・出生前診断をめぐる課題 1. 生殖補助医療とは 2. 出生前診断とは 3. 生殖補助医療や出生前診断に関連して生じる倫理的課題 4. 女性の意思決定を支える看護 該当する教科書のページ：pp. 45〜52	講義とグループワーク	生殖補助医療と出生前診断について報道されていることを調べて授業に持参する
第 15 回　私たちはこんな母性看護がしたい 14 回の授業を通して，母性看護の対象や母性看護の果たす役割，母性看護のあり方などについてグループで話し合い発表する	グループワーク・発表	14 回の授業を振り返り，母性看護の果たす役割や母性看護のあり方について考えてくる

Ⅶ　成績評価

以下の 5 項目で評価し，合計して 60 点以上を合格とします。合格の場合の成績ランクについては「平成 30 年度履修の手引き」の通りです。

1. 筆記テスト　30％
   期末に，知識を確認する筆記テストを行います。知識の確認の対象になる箇所は授業のなかで示します。
2. レポート課題　30％
   Ⅷに示すレポート課題の成果を評価します。
3. 「大福帳」のコメント　15％
   授業の最後に記入する授業へのコメントや質問を 1 回 1 ポイントで評価します。
4. グループワーク，ペアワークの相互評価　18％
   第 5，8，10，11，14，15 回のグループワーク，ペアワークへの貢献度をグループ内で相互評価し，その結果 (1 回 3 ポイント×6 回) を評価します。
5. ボーナス課題　7％
   授業中に 3 回程度示すボーナス課題に取り組むことで加点します。

Ⅷ　レポート課題と課題評価のルーブリック

1. 課題
   女性が自らの健康を維持増進するうえで課題となる事柄について調べ，ヘルスケアを担う一員として，どのような取り組みが必要かを述べなさい。
   【課題に取り組む際の留意点】
   ・身体的，心理的特徴に加え，わが国の社会的状況も踏まえ，対象を「生活者」としてとらえて考えましょう。
   ・女性の生殖性や母性の観点を踏まえて考えましょう。
   ・教科書以外に，新聞や省庁の発表などを幅広く調べ，今わが国では妊娠や出産に関してどのようなことが着目されているのか，社会の動向も踏まえて考えましょう。

2. 課題評価のルーブリック

評価の観点	優れている (3p)	目標に達している (2p)	目標に達していない (1p)
1. 課題の抽出 (p×3)	身体的, 心理的, 社会的特徴に加えてわが国の社会的背景や現状についても十分に述べられている。教科書に加えて, 研究論文や新聞, 省庁の発表しているデータなどを用いて課題について説明できている	身体的, 心理的, 社会的特徴, わが国の社会的背景や現状について述べられているが, 用いた資料は教科書が中心	身体的, 心理的, 社会的特徴, わが国の社会的背景や現状のいずれかが欠けている
2. 見出した課題に対する介入策 (p×2)	見出した課題に対して, どのような介入が必要かを, 資料や文献も引用しながら考えられていた	見出した課題と必要と考えた介入に不足している箇所/不一致はあるが, 自分なりに工夫した考えが述べられていた	資料などでいわれていることがそのまま記述されている/自分の考えが示されていない
3. レポートの分量	設定されたルールを守って, 3枚以上書けている。不自然な改行やスペースがない ＊「1枚」とは, その用紙の8割以上まで記述された状態をいう	設定されたルールを守っているが, 3枚目の8割以内/3枚以上だが空白が多かったり, 文字が不自然に大きかったり, 同じことが繰り返し述べられている	設定されたルールが守られていない/設定されたルールは守られているが, 2枚目の半分以下
4. レポートとしての体裁	適切な項目の設定, 適切な段落の設定, 他者に読ませることへの配慮など, レポートの書き方の基本を満たして適切に書けている	適切な項目の設定, 適切な段落の設定, 他者に読ませることへの配慮のうちいずれか1つが欠落している	前述の項目のうち達成されているのが1つ
5. 文章での論述	読みやすい文章で簡潔明瞭に述べられていた	簡潔明瞭さには欠けるが, 自分の言葉で述べられていた	コピー＆ペーストや資料からの引用が3行以上にわたっている箇所が複数ある
6. 文献等使用資料の提示	用いた資料(文献やホームページ)を文中に提示するとともに, 文末に文献の書き方の基本ルールに則って適切に示されている	文末には示されているが, 文中への提示がない/一部は文中と文末に示されているが, 示されていないものもある	使用した資料が示されていない
7. レポート提出のルールの順守	学籍番号と氏名が適切に記載され, 所定の表紙がつけられていた		所定の表紙がつけられていない, または, 学籍番号, 氏名が適切に記載されていなかった

注：文献の記載方法は本学の卒業論文執筆要領(ポータルに掲載)に従う。

Ⅸ 担当教員の紹介

　この科目は，服部律子が担当します。私が関心がある領域は，母性看護学のなかでも，親になるプロセスを支援することです。若者たちの親準備性や健康教育，エンパワメントを基盤とした妊娠期からの支援について研究したり，臨床の方たちと実践したりしています。私の研究・実践への関心や，授業への質問がある場合は，研究室を訪ねてください。授業後の質問なども歓迎します。

1. 研究室：1号館 H23
2. メールアドレス：r******@*****-u.ac.jp
3. オフィスアワー：火曜日 13：00〜14：30

2　授業評価アンケートのシートの例

| 科目番号： | 科目名： | 担当者： |

1．あなた自身について
(1) 学年
　　①1年　②2年　③3年　④4年
(2) あなたは，この授業に意欲的に取り組みましたか
　　①とてもそう思う　②ややそう思う
　　③あまりそう思わない　④まったくそう思わない
(3) 平均すると1週間でどのくらいこの授業に関連する学習を授業時間外にしましたか
　　①30分未満　②1時間程度　③2時間程度　④3時間以上
(4) あなたは，この授業の学習目標を達成しましたか
　　①とてもそう思う　②ややそう思う
　　③あまりそう思わない　④まったくそう思わない
(5) この授業で，新たな知識や技能，考え方などを身につけることができましたか
　　①とてもそう思う　②ややそう思う
　　③あまりそう思わない　④まったくそう思わない

2．授業の内容や方法について
(1) 授業の目的や目標は明確でしたか
　　①とてもそう思う　②ややそう思う
　　③あまりそう思わない　④まったくそう思わない
(2) 授業の教え方や話し方はわかりやすかったですか
　　①とてもそう思う　②ややそう思う
　　③あまりそう思わない　④まったくそう思わない
(3) 教科書，スライド，教材などが適切に用いられていましたか
　　①とてもそう思う　②ややそう思う
　　③あまりそう思わない　④まったくそう思わない
(4) 授業の難易度は適切でしたか
　　①とても難しい　②やや難しい　③ちょうどよい
　　④やや簡単　⑤とても簡単
(5) 総合的にみてこの授業に満足していますか
　　①とてもそう思う　②ややそう思う
　　③あまりそう思わない　④まったくそう思わない

3．受講してよかった点を具体的に記入してください
　　[　　　　　　　　　　　　　　　　　　　　　　　　　]

4．授業の改善点があれば具体的に記入してください
　　[　　　　　　　　　　　　　　　　　　　　　　　　　]

3 ティーチングポートフォリオの例

1. 教育の責任
愛媛大学医学部看護学科において，基盤・実践看護学講座(成人看護学)の一員として，成人看護学を中心とした教育を担っている。担当科目は以下の通りである。
【担当科目】
　①成人看護学実習Ⅰ・Ⅱの実習指導
　②統合実習Ⅰの実習指導
　③基礎看護学実習Ⅰ・Ⅱの実習指導
　④成人看護方法論Ⅰ・Ⅱ・Ⅲ(オムニバス形式)それぞれで，疾患や症状に対する看護のセッションを1〜2回担当
　⑤成人看護技術演習で紙上事例を用いた看護過程と技術の演習を担当
　⑥臨床看護技術演習Ⅱで3グループ(1グループに学生4〜6名)に対して看護過程の演習を担当
　⑦救命救急技術演習の技術の演習を担当

2. 教育理念
医学部の教育理念「患者から学び，患者に還元する教育・研究・医療」と，看護学科の教育理念「豊かな素養と人を思いやる情操を育み，人々の健康な生活の維持と質的向上を助け，病める人々の生への努力を全人的に支援する看護・保健の専門職を育成する」を踏まえながら，次の4点を重視している。
　①多様な価値観を認め，相手を尊重できる人間性と高い倫理観を培う教育
　②科学的根拠に基づき対象の個別性に応じた看護を実践する能力を育成する教育
　③自分の意見を的確に他者に伝える力を育成する教育
　④自ら学び続けられる力を培う教育

3. 教育の戦略，方法，結果
3.1　講義
　1) 教育の戦略
　　①看護とその科学的根拠を結びつけながら授業を行ったり，紙上事例を用いた看護過程の演習を行ったりすることにより科学的根拠に基づく看護実践ができるようにする
　　②学生が自分で調べたり考えたりする時間を設けることで自ら学ぶ力を育成できるようにする
　　③ほかの学生と話し合う機会を設けることで，多様な価値観を認め，相手を尊重できる人間性や，自分の意見を他者に伝える力を育成できるようにする

2) 教育の方法
　①まず学生個人で考えさせた後，ペアワークやグループワークでほかの学生とディスカッションさせる
　②看護と結びつけながら，医学的知識や看護の基礎となる理論などの科学的根拠を説明する
　③紙上事例やシミュレーション教育により，医学的知識や看護の理論などの科学的根拠をもとに学生自身が看護の方法を考える課題を与える (添付資料D)
3) 教育の結果
　授業後に学生が記入した感想カードには，「ほかの学生の意見を聞いて，自分にはなかった視点を知ることができた」や「正解は1つではないことがわかった」などのコメントがみられ，多様性への気づきができていた (添付資料E)。また，臨地実習中に「授業で学んだことが，こういうことだったのだとはじめてつながって，患者さんの状態がよく理解できた」という発言が聞かれ，科学的根拠に基づく看護実践の基礎が講義で学べていたことがわかった。しかし，前述の戦略や方法の実践による教育効果は，現段階では十分に確認できていないため，引き続き検証していきたい。

3.2　臨地実習
1) 教育の戦略
　①学生の看護実践を支援することにより，科学的根拠に基づいて対象にあわせた看護を実践できるようにする
　②学生が患者やその家族と向き合うことができるように支援することで，看護の対象を尊重できる人間性と高い倫理観を養えるようにする
　③実習記録の記載内容を指導することにより，状況や判断を的確に他者に伝える力を培えるようにする
　④実習中のカンファレンスでのディスカッションを支援することにより，自分の考えを他者に的確に伝える力や多様な価値観を尊重できる人間性を育成できるようにするとともに，他者の言動から自ら学ぶ力を育成できるようにする
2) 教育の方法
　①学生の発言や実習記録から，科学的根拠に基づいて対象を理解し，個別性を踏まえた看護を計画できているかを把握し助言する
　②臨地実習指導者と協力しながら学生の様子を把握し，必要に応じて助言したり患者・家族とのかかわり方のモデルを示したりしながら，学生が患者や家族と向き合えるよう支援する
　③実習中は，日々実習記録にコメントしたり，記録された内容に関する発問をしたりしながら学生の思考の整理につながるように指導する
　④学生間で活発なディスカッションができるようにグループメンバー間の良好な人間関係の形成を促す声かけを行ったり，カンファレンス中の発言を促したりしてディスカッションを促進する

3) 教育の結果

　　学生は患者の本音に気づけるようになり，患者と向き合って看護ができるようになってきた。しかし患者の個別性を踏まえた看護の重要性については気づけているものの，その実践には十分に至っていないと思われ，今後の課題といえる。実習後半になると実習記録などに記述できるようになってきたことから，状況や判断を的確に他者に伝える力が身についてきていることが認められる (添付資料 L)。教育の戦略のその他の項目についてはまだ十分に結果が得られておらず，今後引き続き確認していきたい。

4．学習の成果

　学生は講義と臨地実習を通して，「自分はどのように考えるか」「その理由や根拠は何か」「ほかに方法はないか」など，科学的根拠に基づいて，対象にあわせた看護を考える力が身についてきている。自分の考えを他者に的確に伝える力についても，教員から否定されずに意見を聞いてもらった経験や，他者に説明する体験を積み重ねていることにより，育成されている。実習記録などの記録物を的確に記述することもできるようになっており，他者に伝える力は確実に身についている。また，学生同士でディスカッションする場を積極的に設けることで，学生は，他者から学ぶことができるようになっていると考えられる。

　学生が自分の判断や考え，状況を伝えることについては学習の成果が認められている一方，医療チームのなかで患者や家族の代弁者として発言する機会は少ない。このような場面で他者に状況を伝える力の育成は遅れており，今後の課題と考える。

5．短期/長期の教育目標

5.1　短期目標

①シニア教員の支援を受け教育能力を向上させる

　　シニア教員に授業を参観してもらって助言を得たり，シニア教員の授業を参観したりすることにより，教育能力を向上させる (それぞれ毎年 1 回)。

②看護教育に関するセミナーや学会に参加し，教育手法を改善する

　　授業方法や臨地実習指導についてのディスカッションに参加し，自らの実践を振り返る機会にするとともに，新しい教育手法を習得する (2〜3 年に 1 回)。

③看護学科 FD 研修会に参加し，臨地実習での指導の実践力を向上させる

　　看護学科 FD 研修会において自らの臨地実習の指導の事例を報告し，シニア教員から助言を得る機会をつくる (毎年 1 回)。

④自分自身の看護実践能力を向上させ，教育の質を向上させる

　　看護系の学会や医療者や患者の参加するイベント (例：1 型糖尿病患者と家族の会，糖尿病患者会など) に参加し，自分自身の看護実践能力を向上させる。

5.2　長期目標
　後輩の教員から助言を求められたり，看護教育に関する講演を依頼されたりする教員を目指したい．

添付資料一覧
添付資料 A：看護学科の教育理念と教育目的，ディプロマ・ポリシー，アドミッション・ポリシー，カリキュラム・ポリシー
添付資料 B：看護学科カリキュラムマップ
添付資料 C：担当授業，臨地実習指導一覧
添付資料 D：講義資料
添付資料 E：学生の感想カード
添付資料 F：看護過程演習オリエンテーション用紙
添付資料 G：グループ発表会ルーブリック評価表
添付資料 H：グループ貢献度記入表
添付資料 I：看護技術演習資料
添付資料 J：看護技術演習講義資料
添付資料 K：臨地実習オリエンテーション資料
添付資料 L：学生臨地実習記録
添付資料 M：授業デザインワークショップ資料
添付資料 N：メンター，同僚教員による授業参観資料
添付資料 O：テニュアトラックプログラム講義資料
添付資料 P：看護学科実習連絡協議会資料
添付資料 Q：看護学科 FD 研修会資料
添付資料 R：自己啓発のための研修受講資料

　このティーチングポートフォリオの例は，愛媛大学医学系研究科看護学専攻の寺尾奈歩子氏のティーチングポートフォリオの本文を本人の了解をもとに抜粋して作成したものです．

4 用語集

ADDIE モデル
インストラクショナル・デザインのプロセスを示す基本的なモデルの1つ。分析 (Analyze)，設計 (Design)，開発 (Develop)，実施 (Implement)，評価 (Evaluate) の5つの段階から構成される。管理業務などでよく使われる PDCA サイクルを教育にあてはめたものととらえることができる。

ALACT モデル
コルトハーヘンが提唱した教員の経験学習のモデル。行為 (Action)，行為の振り返り (Looking back on the action)，本質的な諸相への気づき (Awareness of essential aspects)，行為の選択肢の拡大 (Creating alternative methods of action)，試み (Trial) の5段階から構成される。

GPA
Grade Point Average の略称で，学生が履修した授業の成績から算出された学生の成績評価値，あるいはその成績評価の方法。欧米の大学で用いられており，国際化や厳格な成績評価という観点から日本でも導入が促されている。授業料免除や奨学金の選定基準，成績不振学生への対応に活用される。

MOOC
インターネット上で誰もが無料で受講できる公開された講義。主に大学や大学間ネットワークによって運営されている。単にビデオ講義を受けるだけでなく，知識確認のための試験問題などを受けたり，参加者のユーザーコミュニティーが用意されたり，条件を満たせば修了証が交付されたりする場合がある。Massive Open Online Course の略称である。

OSCE
実習を開始する前に技能および態度が一定の基準に到達しているかを客観的に評価するための試験。医学部，歯学部，獣医学部，6年制薬学部などで取り入れられている。Objective Structured Clinical Examination の略称で，オスキーと呼ばれる。客観的臨床能力試験と訳される。

アクティブラーニング
教授者による一方向的な講義形式の教育とは異なり，学習者の能動的な学習への参加を取り入れた教授・学習法の総称。問題解決学習，ディスカッション，グループワーク，プレゼンテーションなどを含む。

インストラクショナル・デザイン
カリキュラム，授業，教材などを開発し，実施するための手順や手法。インストラクショナル・デザインの理論やモデルを活用する専門職をインストラクショナル・デザイナーと呼ぶ。

ウォッシュバック効果
評価が教育や学習に与える影響のこと。どのように評価されるのかという情報から，学生や教育機関は何が重要であるのかを理解する。大学入試が変わらなければ高校教育は変わらないという主張は，ウォッシュバック効果を背景に語られる

ものである。

オフィスアワー
授業内容などに関する学生の質問や相談に応じるための時間として、教員があらかじめ示す特定の時間帯。この時間帯であれば、学生は予約することなく教員を訪ねることができる。欧米の大学で始められたといわれるが、日本の教育機関でも導入され、シラバスなどにオフィスアワーを記載している。

オムニバス授業
複数の教員が1つの授業にかかわり、1人が1回から数回を単独で教えながら順番に別の内容を教える授業の形態。オムニバス授業は、各教員の専門性を活かすことができるが、授業全体として提供される知識が断片的になりやすいという課題がある。

学習指導案
教員が授業を行う際に立てる指導計画を記述したもの。指導案、授業案、教案とも呼ばれる。学習指導案には1つの単元や教材を対象とした長期的な指導計画と、1回の授業計画とがあるが、一般的には後者を指す。導入、展開、まとめといった形で時系列的に記述される。

拡張的応答問題
解答として記述する内容や分量に制限がほとんどない問題。解答に制限がないため採点が難しくなるが、解答する学生が自分の考えを十分に表現できるという特徴をもつ。記述する内容や分量に制限がある限定的応答問題と対比される。

学力の3要素
学校教育法第三十条2で記されている学力の分類。「基礎的な知識・技能」「思考力・判断力・表現力等の能力」「主体的に学習に取り組む態度」から構成される。学校教育では、この3要素をバランスよく育成し評価することが求められる。

課題分析
学習目標を達成するために必要な要素とその関係を明らかにする方法。課題分析により必要な学習と順序が定められる。クラスター分析、階層分析、手順分析などの方法がある。

カリキュラム
教育目標を達成するために、学校が計画的に編成する教育内容の全体計画。教育課程ともいわれる。カリキュラムを編成する際には、何を教えるかという学習の範囲と、どのような順序で教えるかという配列が重要になる。

完成法
文章の一部を空白にしておき、その空白に入る適切な言葉を記入させる形式の問題。問題作成が比較的簡単で採点も容易であるが、学習者の用語の記憶しか評価できないという特徴をもつ。

寛大効果
ある対象を評価するときに、望ましい側面はより肯定的に評価され、望ましくない側面は控え目に評価される現象のこと。その結果として、他者に対する評価は、実際よりも好意的なものになる傾向がある。寛容効果ともいう。

カンニング
試験における不正行為。持参したメモや参考書，他人の解答用紙をみるなどの不正な方法で解答を導く。和製英語であり，英語では cheating という。

技術的熟達者
専門分野の体系化された知識や技術を学び，それを現場で活用することで熟達していく専門職像。ショーン (2001) が省察的実践家と対比して用いたモデルである。

逆向き設計
学習者に何を身につけさせたいかという教育の成果から考えて授業を設計する方法。タイラーによって提唱され，ウィギンズとマクタイ (2012) によって方法が洗練された。教科書などの教材から授業を設計する教員が多いため考案された。

客観テスト
選択肢を与えて選ばせるような正しい解答が明確な筆記テスト。評価者の主観が入り込む余地がない評価方法であり，評価の公正性が担保される。正誤法，多肢選択法，組み合わせ法，並び替え法，単純再生法，完成法などの方法がある。

キャリーオーバー効果
解答や採点の順序が影響を与える認知バイアスの1つ。前の質問が後の質問の解答に影響を与えたり，よい内容の解答が続いた後に少し悪い内容の解答が来たとき，必要以上に厳しい採点をしてしまったりする例がある。

教科書
授業において中心的な教材として用いられる図書。小学校から高校までは，民間が発行する教科書に対して文部科学大臣が検定を行っている。看護教育を含めた高等教育では，検定の制度はなく，採択の有無を含め学校が教科書を自由に選定することができる。

組み合わせ法
グループ間で関連するものの組み合わせを選択する形式の問題。そのため，事物間に何らかの関係がみられるような場合に活用は限定される。分類，定義，関連する事実などの理解度を測定する際に有効な方法である。項目の数はグループ間で異なっていてもよい。

クリッカー
双方向型の授業を行うための授業支援ツール。授業応答システムとも呼ばれる。教員の提示したクイズやアンケートに，学生1人ひとりが専用のリモコンをもって回答する。回答の集計結果がすぐにスクリーンに提示されるため，教員は学生の理解度などを瞬時に把握することができる。

形成的評価
指導の途中で軌道を修正したり，学習者の理解度を確認したりするための評価。毎回の授業前後や単元ごとに行う小テストなどがあてはまる。指導者は評価結果をもとに指導計画や指導方法を見直すことができる。また，評価結果を学習者にフィードバックすることで，学習者の学習方法を改善するためにも活用できる。

限定的応答問題
解答として記述する内容や分量に制限がある問題。制限を設けることで学習者に

記述させたい内容が明確になり，採点の際に何を確認するかという視点が明確になる。記述する内容や分量に制限がない拡張的応答問題と対比される。

個人内評価
個人の能力や成績を，本人の過去の成績やほかの授業の成績などと比較して評価する方法。評価基準を個人のなかに設定するため，個人がどれほど成長しているのかを測定することができる。個人の特性に応じて学習者1人ひとりの全体的な成長を支援するのに適している。客観性と妥当性を高めるために，ほかの評価方法と組み合わせるなどの工夫が必要となる。

再生形式
テストの設問において，学習した内容や事項を記述させる方法。単純再生法と完成法などがある。偶然の正解が少ないという特徴がある。用意された解答のなかから選ばせる再認形式と対比される。

再認形式
テストの設問において，用意された解答のなかから選ばせる方法。正誤法，多肢選択法，組み合わせ法，並び替え法などがある。マークシートを解答用紙として利用することができる。学習した内容や事項を記述させる再生形式と対比される。

シーケンス
学習内容を発達段階に応じてどのように配列するかという順序。スコープとともに教育課程の基本的な構成要素として重要であり，これらによってどのような内容をどのような順序や方法で指導するかの計画を立てることができる。

ジグソー法
メンバーごとに担当を決めて教え合う技法。ピースをあわせて全体を完成させるジグソーパズルが用語の由来。たとえば，学習内容を3分割し，それぞれを3人グループの1人が担当する。その後，同じ学習内容を担当するメンバーで専門家チームをつくり学習する。専門家チームでの学習成果をもとのグループにもち寄り，お互いに内容を教え合う。

自己評価
学習者自身による評価。学習者が自分の成果を振り返り，学習経験を次の行為に活用するために行われる。学習者が自分の学習状況を日常的に点検できる能力を身につけている必要がある。

シミュレーター
現実の現象や物体を模擬的に再現する機能をもった装置，ソフトウェア，システムなどのこと。医療分野では，学生にとっては現実の患者などでの体験が難しかったり，危険を伴ったりする場合に用いられる。人体を模したマネキンや注射の技術を高めるための上肢や殿部だけのものなどがある。

授業カンファレンス
多様な立場のメンバーが授業のビデオ映像をもとに実践を検討する授業研究の方法。教育学者の稲垣忠彦氏や佐藤学氏らによって推進された。同一学年の同一教材に基づく2人の授業者の実践を検討する方法もある。

授業研究
授業を観察・記録した資料をもとに授業改善の方策を明らかにする研究。方法には，授業者と授業参観者との意見交換，事前に録画した動画を視聴しながらの意見交換，模擬授業，授業実践の共有などがある。

授業評価アンケート
授業の最後に学生に対して行うアンケート。授業内容や教員の教え方，授業に対する教員の態度などについて学生に評価や意見を求める。たとえば，自由記述以外に，授業内容，教員の話し方，教員の板書の仕方，配付された教材に対する満足度や授業内容の理解度について，選択肢から回答を選択させる。

情意領域
興味，態度，価値観などの意思や情緒と正しい判断力や適応性の発達に関する目標の領域。ブルームは，学習目標を認知領域，情意領域，精神運動領域の3領域に分類した。情意領域の学習目標は，受け入れ，反応，価値づけ，組織化，個性化の5段階に分類されている。

シラバス
各授業の授業計画。具体的には，授業担当者，授業概要，学習目標，各回の学習内容，評価方法と基準，教科書，参考図書，授業時間外の学習課題などが記されている。学生が，予復習など授業時間外での学習を進めるうえでの参考資料となる。履修を決める際の資料，教員相互の授業内容の調整，学生による授業評価にも使われる。

診断的評価
指導する前に学習者の学力や関心を把握し，学習者に最適な指導方法を準備するための評価。前提となる知識・技能・態度が身についているかどうかを評価する事前テストや日常の観察による評価などがある。

信頼性
同じ評価方法を繰り返し行っても同じような結果が得られるかどうかを表す概念。信頼性は評価方法がどれだけ信頼できるかを示すものであり，優れた評価の条件の1つである。

スコープ
カリキュラム編成において選択すべき学習の範囲または領域。シーケンスとともに教育課程の基本的な構成要素として重要であり，これらによってどのような内容をどのような順序や方法で指導するかの計画を立てることができる。

正誤法
設問が正しいか，誤っているかを判断する解答形式の問題。解答時間が短く設定できるため，多くの問題を出題できる。偶然に正答してしまう確率が高いため信頼性は低いという課題がある。

省察的実践家
臨機応変に対応することが必要な職場において振り返りを通して熟達していく専門職像。反省的実践家ともいう。専門分野の体系化された知識や技術を学び，それを現場で活用することで熟達していくと考えられていた従来の専門職像とは

異なる考え方。ショーン(2001)が提唱したモデルであり，教員や看護師の専門職像を考える際に活用される。

精神運動領域
手先の各種技術や運動技術などの技能の獲得に関する目標の領域。ブルームは，学習目標を認知領域，情意領域，精神運動領域の3領域に分類した。精神運動領域は，模倣，巧妙化，精密化，分節化，自然化の5段階に分類されている。

絶対評価
個人の学習の到達度を，他者と比較することなく，学習目標に照らして評価する方法。学習目標を細分化・具体化し，個人の到達度の違いを明確に評価できるように工夫する必要がある。

総括的評価
学習活動が終了した時点で，その学習成果や学習目標に対する達成度を確認するための評価。学期末の試験やレポートなどがあてはまり，成績の判定に活用される。診断的評価や形成的評価と対比される。

相互評価
学習者同士が学習成果や行動について互いに評価し合う評価法。学習者自身が，相互評価をもとに自分の学習や行動を修正していくことに意味がある。相互評価を円滑に行うためには，学習者同士の良好な人間関係，学習者と指導者との間の信頼関係，相互評価の意義の理解が求められる。同僚評価やピア評価と呼ばれることもある。

相対評価
個人の能力や成績を集団内のほかの学習者と比較し，その相対的な位置によって評価する方法。具体的な評価基準を定めることが難しい場合に適している。

大学設置基準
日本で大学を設置するのに必要な最低の基準を定めた法令。この基準は大学の設置後も維持されなければならない。教員組織，教員の資格，収容定員，教育課程，卒業の要件などが定められている。大学設置基準は省令であり，文部科学大臣が制定することができる。

多肢選択法
複数の選択肢を与えて，そのなかから適当なものを選択させる形式の問題。問題文，正解選択肢，不正解選択肢から構成される。客観テストのなかでは高次の認知領域の学習目標を評価できるが，問題作成に時間を要する。

他者評価
学習者以外の他者による学習活動の評価。学習目標に対する学習者の到達度や，学習活動を通じてどれほど成長したのかを客観的に評価できる。看護教育における主な他者評価として，教員による評価と臨地実習指導者による評価が挙げられる。

妥当性
評価しようとしている能力や特性を適切に測定できているかどうかを表す概念。たとえば，学生の看護技術を評価するのに筆記テストのみで評価するのは妥当性がない。優れた評価の条件の1つである。

ダニング・クルーガー効果
能力や試験の得点の低い個人ほど，自分の能力や試験の得点を実際よりも高く評価してしまう認知バイアス。社会心理学者のダニングとクルーガーによってこの効果が確認されている。

単位互換制度
在籍する教育機関以外で修得した単位を，在籍する教育機関の単位として認定する制度。自分の教育機関では学べない分野の授業を受けることができたり，多くの学生や教員と出会ったりすることができる。単位互換制度により修得できる単位数は，大学・大学院・短期大学においてそれぞれ決められている。

単位認定
単位の授与を決定すること。授業科目を履修した学生に対して試験結果をもとに単位を与えるのが一般的であるが，他の教育機関における授業科目の履修，入学前に修得した単位によっても，教育上有益と認めるときは当該大学における授業科目の履修とみなして単位を認定することができる。

単元
学習内容の有機的なひとまとまり。カリキュラムの構成単位となる。単元を学習者が主体的に学習していくことを単元学習という。

単純再生法
学習した用語などを記入させる形式の問題。答えが1つに定まり，それが短い言葉で記述できる場合に活用できる。選択肢が用意されていないため，学習者は学習した用語を正確に書く必要がある。問題作成が容易であるが，この方法を多用すると学習者に暗記中心の学習を促すおそれがある。

チーム授業
2人以上の教員が協力して実施する授業の形態。学習者の個別の指導が必要になる場合や多様な立場の専門的知識が必要になる場合に効果的な方法である。共同授業やティーム・ティーチングと呼ばれることもある。

ティーチングポートフォリオ
教員が自分の授業や指導において行った取り組みを，目に見える形で自分や第三者に伝えるためにまとめた教育業績についての厳選された記録。教育活動の振り返りを通した授業改善，教育業績の評価を主な目的としている。

ディプロマ・ポリシー
各教育機関が卒業生を社会に送り出すうえで，どのような能力を身につければ学位を授与するのかを具体的に示した学位授与の方針。教育の質を担保し，授与される学位の信頼性を高めるため，ディプロマ・ポリシーに基づく厳格な成績評価・卒業認定を行うことが求められる。

到達目標
獲得すべき学習内容が具体的に設定されている目標。学習の到達点が明確であるため，学生に伝わりやすく，評価の段階においても絶対評価を活用することができる。方向目標と対比される。

度数分布表
データを適当な区間に区切って，その区間に含まれるデータの数を表したもの。テストにおいては，得点データを 5 点間隔あるいは 10 点間隔で集計し，度数分布表を作成することで，テスト得点の分布の観点からテスト結果の全体像を把握することができる。

並び替え法
項目を正しい順序に並び替える解答形式の問題。大小順，年代順，展開順など順序のある知識の評価において活用できる。順序を丸暗記しているだけなのか，順序の理由や根拠を理解しているのかが判断できないという課題もある。

認証評価
教育機関の教育研究，組織運営，施設設備などの総合的な状況について，認証評価機関から受ける評価。大学，短期大学，高等専門学校は，7 年以内に一度，認証評価機関による評価を受けることが義務づけられている。

認知バイアス
人間が無意識にもってしまう考えの偏り。直感，先入観，恐怖心，願望などによって人は論理的な思考が妨げられる。教育においては，評価する者がもつ偏りが指摘されており，ハロー効果，寛大効果，キャリーオーバー効果などが具体例とされる。

認知領域
知識の習得と理解および知的諸能力の発達に関する目標の領域。ブルームは，学習目標を認知領域，情意領域，精神運動領域の 3 領域に分類した。認知領域の学習目標は，知識，理解，応用，分析，総合，評価の 6 段階に分類されている。

発問
指導者が学習者に対して行う教育的な意図をもった問いかけ。問いかけることで，興味を喚起したり，発想を広げたり，思考を深めさせたりすることができる。

ハロー効果
ある対象を評価するときに，目立ちやすい特徴をもっていると，その特徴に引きずられて，ほかの評価をゆがめてしまう認知バイアス。英語ができる生徒はほかの教科もできると思い込んだり，成績がよいと態度面も肯定的にとらえたりする例がある。

ピア・レスポンス
学習者がペアまたはグループになり，それぞれが書いた文章に対して，よい点や改善すべき点を出し合って推敲する技法。学習者は，読み手を意識した文章が書けるようになったり，他者への説明を通して自分の思考を深めたりすることができる。

ヒストグラム
度数分布表をグラフ化し，視覚化したもの。棒グラフに似ているが，ヒストグラムは通常隣接した棒グラフとして描かれる。視覚化することにより，テスト結果の全体像としての得点分布やその形状を理解しやすくなる。

剽窃
　他人の著作から，部分的に文章，語句などを取り出し，自作のなかに自分のものとして用いること。剽窃をしないためには出所がわかるように適切に引用する必要がある。教育機関において剽窃は重大な不正行為とみなされる。

ファカルティ・ディベロップメント
　Faculty Development のことで，FD と略される。教員が授業内容・方法を改善し教育能力を向上させるための組織的な取り組みの総称。大学設置基準によって大学に義務化されている。新任教員のための研修，教員相互の授業参観の実施，授業方法についての研究会の開催などがある。

フィードバック
　形成的評価の1つで，学習の進捗状況やプロセスに対して評価結果を返す行為。到達度を判定するだけでなく，学習を促進するためにも活用できる。フィードバックにはいくつかの方法があり，その方法を選択する際には，学習者に対する効果，学習者の人数，指導者の時間や労力，教室環境を考慮する必要がある。

フォーカスグループ
　対象として焦点化した人を集め，グループ対話形式でデータを収集する手法。個別の面接よりも，自然な意見を収集することができる。調査者は，グループでの対話を促進するためのファシリテーターとしての役割を果たす必要がある。

双子の過ち
　教員が指導する際に陥りやすい2つの失敗。ウィギンズとマクタイ(2012)が提唱した授業方法の課題。1つは，教員が学習内容の網羅を目指すことによって学生が学習目標に達しないという失敗である。もう1つは，教員が活動を重視するが活動によって学生が学習目標に達しないという失敗である。

方向目標
　方向性だけを示して到達点を示さない目標。態度のように到達点を明確に示せない領域の目標の場合に用いられる。ただし，明確な基準がないため絶対評価を活用することができない。到達目標と対比される。

ポートフォリオ
　学習者が学習のプロセスで作成した成果物などを蓄積したもの。成果物には，ノート，配付資料，メモ，ワークシート，レポートなどが含まれる。学習プロセスの評価や学生の振り返りに活用される。もともとは，紙ばさみや入れ物を意味する言葉である。

本質的な問い
　専門分野において中心的で学習を促す重要な問い。ウィギンズとマクタイ(2012)は，学習内容を1つひとつ網羅するのではなく，その学習領域における本質的な問いに基づいて授業全体を構成し，学習者の深い理解につなげていくべきであると提言した。

ミニッツペーパー
　授業終了時に学生にコメントを書かせる用紙。学生には，講義の要点や疑問に思ったことを数分で記入させる。授業後に学生のコメントを読むことで，学生の

理解度や次の授業でフォローすべきポイント，自身の教え方の改善点などを把握できる。

メタ認知
自分自身の思考や行動を認識する際に客観的に把握し，認識をすること。それを行う能力をメタ認知能力という。自分の認知活動(思考，記憶，情動，知覚)を見直し調整することで，自分にとって効果的な学習を自分自身で検討することができるため，教育においてメタ認知能力を高めることは重要な課題である。

模擬患者
実際の患者と同じような症状や会話を再現できる患者役を演じる人。あらかじめ作成されたシナリオに基づいて患者役を演じ，症状を話したり質問に答えたりする。

目標設定理論
目標の設定と動機づけの関係に着目した理論。1968年に心理学者のロック(Locke, E)が提唱した。本人が納得している目標，明確な目標，難易度の少し高い目標を設定することで意欲が高まることを示した。

ルーブリック
課題に対する評価基準を，観点と尺度で示した評価ツール。評価基準を明確化するために，それぞれの到達度を具体的に記述している点に特徴がある。さまざまな知識と技能を統合した学習成果を評価するのに適している。複数人で評価する場合，共通の評価基準で評価することができる。

レディネス
ある学習が成立するために必要な学習者の準備状況。レディネスを規定する主な要因として，学習者の知識，技能，意欲，過去の経験などがある。

論述テスト
学習者に自由に記述させて解答させるテスト。「〜について説明しなさい」や「〜について計画しなさい」といった形式で出題される。教員にとって採点の負担は大きいが，学習者の思考力や応用力などの測定に適している。

文献

秋田喜代美，藤江康彦(2010)：授業研究と学習過程，放送大学教育振興会．

秋田喜代美，佐藤学(2015)：新しい時代の教職入門 改訂版，有斐閣．

スーザン・アンブローズ，マイケル・ブリッジズ，ミケーレ・ディピエトロ，マーシャ・ラベット，マリー・ノーマン(栗田佳代子訳) (2014)：大学における「学びの場」づくり—よりよいティーチングのための7つの原理，玉川大学出版部．

飯吉透(2002)：カーネギー財団の試み—知的テクノロジーと教授実践の改善(上)，アルカディア学報66．

池田輝政，戸田山和久，近田政博，中井俊樹(2001)：成長するティップス先生—授業デザインのための秘訣集，玉川大学出版部．

池田央(1992)：テストの科学—試験にかかわるすべての人に，日本文化科学社．

池本敦，石黒純一，長沼誠子，西川竜二，天野恵美子(2006)：基礎教育科目である地域科学論Ⅰにおける授業内容及び成績評価の改善への試み，秋田大学教養基礎教育研究年報，8：29–38．

板倉真帆，杉本なおみ(2012)：「多職種連携教育に対する認識尺度」(Interdisciplinary Education Perception Scale)日本語版の作成，第5回日本保健医療福祉連携教育学会学術集会．

糸賀暢子，元田貴子，西岡加名恵(2017)：看護教育のためのパフォーマンス評価—ルーブリック作成からカリキュラム設計へ，医学書院．

稲垣忠，鈴木克明編著(2011)：授業設計マニュアル，北大路書房．

稲垣忠彦(1986)：授業を変えるために—カンファレンスのすすめ，国土社．

稲垣忠彦，佐藤学(1996)：子どもと教育—授業研究入門，岩波書店．

井上裕光，藤岡完治(1995)：教師教育のための「私的」言語を用いた授業分析法の開発—カード構造化法とその適用，日本教育工学雑誌18(3)：209–217．

井下千以子(2008)：大学における書く力考える力—認知心理学の知見をもとに，東信堂．

井下千以子(2014)：思考を鍛える—レポート・論文作成法(第2版)，慶應義塾大学出版会．

グラント・ウィギンズ，ジェイ・マクタイ(西岡加名恵訳) (2012)：理解をもたらすカリキュラム設計—「逆向き設計」の理論と方法，日本標準．

江原勝幸(2008)：看護学生のためのレポート書き方教室，照林社．

大島弥生，池田玲子，大場理恵子，加納なおみ，高橋淑郎，岩田夏穂(2014)：ピアで学ぶ大学生の日本語表現(第2版)，ひつじ書房．

大谷尚(2011)：SCAT：Steps for Coding and Theorization—明示的手続きで着手しやすく小規模データに適用可能な質的データ分析手法，感性工学10(3)：155–160．

マリリン・オーマン，キャスリーン・ゲイバーソン(舟島なをみ監訳) (2001)：看護学教育における講義・演習・実習の評価，医学書院．

沖裕貴(2014)：大学におけるルーブリック評価導入の実際—公平で客観的かつ厳格な成績評価を目指して，立命館高等教育研究 14：71-90．

尾澤重知(2008)：オムニバス形式型導入教育の再編成とその評価(平成 19 年度大分大学高等教育開発センター報告書)：78-94．

小田勝己(1999)：総合的な学習に適したポートフォリオ学習と評価，学事出版．

梶田叡一(1983)：教育評価，有斐閣．

梶田叡一(1988)：教育評価，現代教育評価事典，金子書房：162-166．

梶田叡一(2010)：教育評価(第 2 版補訂 2 版)，有斐閣．

ロバート・ガニェ，キャサリン・ゴラス，ジョン・ケラー，ウォルター・ウェイジャー(鈴木克明，岩崎信監訳) (2007)：インストラクショナルデザインの原理，北大路書房．

ケイ・ガレスピー，ダグラス・ロバートソン編著(羽田貴史監訳) (2014)：FD ガイドブック—大学教員の能力開発，玉川大学出版部．

川合育子，岩本幹子，清水実重，飯澤麻，宮島直子(1997)：日常生活の援助技術評価方法の検討，北海道大学医療技術短期大学部紀要 10：7-17．

川嵜有紀(2015)：グラフィック・シラバスでめざす授業改善(2) 母性看護学，看護教育 56 (12)：1164-1168．

関西地区 FD 連絡協議会，京都大学高等教育研究開発推進センター編(2013)：思考し表現する学生を育てる—ライティング指導のヒント，ミネルヴァ書房．

木下康仁(2007)：ライブ講義 M-GTA—実践的質的研究法—修正版グラウンデッド・セオリー・アプローチのすべて，弘文堂．

吉良直(2010)：米国大学の CASTL プログラムに関する研究—3 教授の実践の比較考察からの示唆，名古屋大学高等教育研究 10：97-116．

リチャード・クルーズ，シルヴィア・クルーズ，イヴォンヌ・シュタイナート(日本医学教育学会倫理・プロフェッショナリズム委員会監訳) (2012)：医療プロフェッショナリズム教育，日本評論社．

厚生労働省(2001)：看護学教育の在り方に関する検討会報告書．

厚生労働省(2008)：「助産師，看護師教育の技術項目の卒業時の到達度」について．

小山治(2011)：誰が剽窃をするのか—社会科学分野の大学生に着目して，大学教育学会第 33 回大会発表論文集：140-141．

フレッド・コルトハーヘン(武田信子監訳) (2010)：教師教育学—理論と実践をつなぐリアリスティック・アプローチ，学文社．

リンダ・サスキー(齋藤聖子訳) (2015)：学生の学びを測る—アセスメント・ガイドブック，玉川大学出版部．

佐藤浩章編(2010)：大学教員のための授業方法とデザイン，玉川大学出版部．

佐藤浩章編(2017)：シリーズ大学の教授法 2—講義法，玉川大学出版部．

佐藤浩章，城間祥子，大竹奈津子，香川順子，安野舞子，倉茂好匡(2011)：授業

コンサルテーションの現状と可能性, 大学教育学会誌 33 (2)：50-53.
佐藤みつ子, 宇佐美千恵子, 青木康子 (2009)：看護教育における授業設計 (第 4 版), 医学書院.
澤本和子, お茶の水国語教育研究会編 (1996)：わかる・楽しい説明文授業の創造—授業リフレクション研究のススメ, 東洋館出版社.
島田桂吾, 三ツ谷三善, 山口久芳, 長谷川哲也 (2015)：「教職に関する科目」におけるオムニバス型授業の設計と効果に関する研究, 静岡大学教育実践総合センター紀要 23：213-222.
ドナルド・ショーン (佐藤学, 秋田喜代美訳) (2001)：専門家の知恵—反省的実践家は行為しながら考える, ゆみる出版.
新保幸洋 (2014)：授業研究が教員にもたらすもの, 看護教育 55 (1)：16-23.
鈴木克明 (2002)：教材設計マニュアル—独学を支援するために, 北大路書房.
鈴木克明監修, 市川尚, 根本淳子編著 (2016)：インストラクショナルデザインの道具箱 101, 北大路書房.
鈴木淳子 (2005)：調査的面接の技法 (第 2 版), ナカニシヤ出版.
鈴木敏恵 (2006)：ポートフォリオ評価とコーチング手法, 医学書院.
鈴木敏恵 (2010)：看護教育は「未来」の知をデザインできる, 看護教育 51 (2)：94-99.
ダネル・スティーブンス, アントニア・レビ (佐藤浩章監訳) (2014)：大学教員のためのルーブリック評価入門, 玉川大学出版部.
関口惠子 (2001)：あなたも書けるパーフェクトレポート—課題レポートからケーススタディまで, メヂカルフレンド社.
ピーター・セルディン (大学評価・学位授与機構監訳) (2007)：大学教育を変える教育業績記録, 玉川大学出版部.
スティーブン・ダウニング, トーマス・ハラディナ編 (池田央監訳) (2008)：テスト作成ハンドブック, 教育測定研究所.
高浦勝義 (2000)：ポートフォリオ評価法入門, 明治図書.
髙木眞 (2014)：専門職を目指すために国語力という土台をつくる, 看護教育 55 (12)：1114-1119.
高橋裕子, 松田安弘, 山下暢子, 吉富美佐江 (2014)：看護学教員による実習記録へのフィードバックに関する研究—学生が学習活動の促進につながったと知覚する記述内容に焦点を当てて, 群馬県立県民健康科学大学紀要 9：13-33.
高橋由紀, 浅川和美, 沼口知恵子, 黒田暢子, 伊藤香世子, 近藤智恵, 市村久美子 (2009)：全領域の教員参加による OSCE 実施の評価—看護系大学生の認識から見た OSCE の意義, 茨城県立医療大学紀要 14：1-10.
田島桂子 (2009)：看護学教育評価の基礎と実際—看護実践能力育成の充実に向けて (第 2 版), 医学書院.
田中耕治編 (2010)：よくわかる教育評価 (第 2 版), ミネルヴァ書房.
中央教育審議会 (2006)：今後の教員養成・免許制度の在り方について (答申).
中央教育審議会 (2008)：学士課程教育の構築に向けて (答申).

バーバラ・クロス・デイビス(香取草之助監訳,光澤舜明,安岡高志,吉川政夫訳)(2002):授業の道具箱,東海大学出版会.

東北大学高等教育開発推進センター編(2013):大学教員の能力―形成から開発へ,東北大学出版会.

戸田山和久(2012):新版論文の教室―レポートから卒論まで,NHK出版.

鳥居朋子(2007):学識としての教育のとらえ直しと教師集団による組織的な教育実践の改善―米国インディアナ大学における Scholarship of Teaching and Learning (SOTL),高等教育研究叢書 91:39-47.

内藤知佐子,伊藤和史(2017):シミュレーション教育の効果を高める―ファシリテーター Skills & Tips,医学書院.

中井俊樹編(2014):看護現場で使える教育学の理論と技法,メディカ出版.

中井俊樹編(2015):シリーズ大学の教授法 3 ―アクティブラーニング,玉川大学出版部.

中井俊樹,飯岡由紀子(2014):看護教員のための教授法入門①〜⑫,看護展望 39(1),39(3)-39(13).

中井俊樹,小林忠資編(2015):看護のための教育学,医学書院.

中井俊樹,小林忠資編(2017):看護教育実践シリーズ 3 ―授業方法の基礎,医学書院.

中島英博編(2016):シリーズ大学の教授法 1 ―授業設計,玉川大学出版部.

夏目達也,近田政博,中井俊樹,齋藤芳子(2010):大学教員準備講座,玉川大学出版部.

西岡加名恵(2015):「逆向き設計」論に基づくパフォーマンス評価の進め方―言語活動の評価への応用可能性を探る,全国大学国語教育学会発表要旨集 128:167-170.

西之園晴夫(1990):授業設計,細谷俊夫,河野重男,奥田真丈,今野喜清編,新教育学大事典 第 4 巻:69-73.

日本医学教育学会医学医療教育用語辞典編集委員会編(2003):医学医療教育用語辞典,照林社.

日本教育工学会監修(2012):授業研究と教育工学,ミネルヴァ書房.

日本教育方法学会編(2009):日本の授業研究(上巻)授業研究の歴史と教師教育,学文社.

日本テスト学会(2007):テスト・スタンダード,金子書房.

野崎真奈美,水戸優子,渡辺かづみ(2016):計画・実施・評価を循環させる授業設計―看護教育における講義・演習・実習のつくり方,医学書院.

樋口耕一(2014):社会調査のための計量テキスト分析―内容分析の継承と発展を目指して,ナカニシヤ出版.

平山満義編(1997):質的研究法による授業研究―教育学/教育工学/心理学からのアプローチ,北大路書房.

ダイアン・ビリングス,ジュディス・ハルステッド(奥宮暁子,小林美子,佐々木順子

監訳) (2014)：看護を教授すること　原著第4版—大学教員のためのガイドブック，医歯薬出版．

広瀬会里，尾沼奈緒美，平野明美，堀田暢子，片岡純(2015)：成人看護学(慢性期)：がん化学療法を受ける患者の事例を用いた演習，看護教育 56(3)：260-267．

ディー・フィンク(土持ゲーリー法一監訳) (2011)：学習経験をつくる大学授業法，玉川大学出版部．

藤岡完治(1994)：看護教員のための授業設計ワークブック，医学書院．

藤岡完治，堀喜久子，小野敏子編(1999)：わかる授業をつくる看護教育技法1—講義法，医学書院．

藤岡完治，屋宜譜美子(1999)：わかる授業をつくる看護教育技法4—メディア・教材，医学書院．

藤岡完治，野村明美(2000)：わかる授業をつくる看護教育技法3—シミュレーション・体験学習，医学書院．

藤岡完治，堀喜久子編(2002)：看護教育講座3—看護教育の方法，医学書院．

藤岡完治，屋宜譜美子編(2004)：看護教育講座6—看護教員と臨地実習指導者，医学書院．

藤原康宏，永岡慶三(2010)：グループワークを取り入れた演習における学習者間レポート相互添削の実践，電子情報通信学会技術研究報告 110(312)：65-70．

舟島なをみ(2010)：看護教育学研究—発見・創造・証明の過程(第2版)，医学書院．

舟島なをみ(2013)：看護学教育における授業展開—質の高い講義・演習・実習の実現に向けて，医学書院．

舟島なをみ，杉森みど里編(2000)：看護学教育評価論—質の高い自己点検・評価の実現，文光堂．

アラン・ブリンクリ，ベティ・デッサンツ，マイケル・フラム，シンシア・フレミング，チャールズ・フォースィ，エリック・ロスチャイルド(小原芳明監訳) (2005)：シカゴ大学教授法ハンドブック，玉川大学出版部．

松下佳代(2007)：課題研究「FDのダイナミックス」の方法と展望，大学教育学会誌 29(1)：76-80．

松下佳代，石井英真編(2016)：アクティブラーニングの評価，東信堂．

松田稔樹，星野敦子，波多野和彦(2013)：学習者とともに取り組む授業改善—授業設計・教育の方法および技術・学習評価，学文社．

三重大学高等教育創造開発センター編(2007)：三重大学版 Problem-based Learning 実践マニュアル．

三上れつ，小松万喜子編(2015)：演習・実習に役立つ基礎看護技術(第4版)，ヌーヴェルヒロカワ．

水内宏(1990)：スコープとシーケンス，細谷俊夫，河野重男，奥田真丈，今野喜清編，新教育学大事典 第4巻：342．

目黒悟(2010)：看護教育を拓く 授業リフレクション—教える人の学びと成長，メヂカルフレンド社．

目黒悟(2011)：看護教育を創る授業デザイン―教えることの基本となるもの，メヂカルフレンド社．

吉崎静夫，蔵谷範子，末永弥生(2017)：授業が変わる！　学びが深まる！　看護教員のための授業研究，医学書院．

チャールス・ライゲルース，アリソン・カー＝シェルマン編(鈴木克明，林雄介監訳) (2016)：インストラクショナルデザインの理論とモデル―共通知識基盤の構築に向けて，北大路書房．

脇田里子，越智洋司，矢野米雄(2000)：Web 利用によるオムニバス講義の授業改善，メディア教育開発センター研究報告 14：43-52．

Bess, J. (2000) : Teaching Alone, Teaching Together : Transforming the Structure of Teams for Teaching, Jossey-Bass.

Brown, G., Bull, J. and Pendlebury, M. (1997) : Assessing Student Learning in Higher Education, Routledge.

Conrad, E. and Maul, T. (1981) : Introduction to Experimental Psychology, Wiley & Sons.

Cook, L. (2004) : Co-Teaching : Principles, Practices, and Pragmatics, New Mexico Public Education Department Quarterly Special Education Meeting 29 : 1-33.

Crow, J. and Smith, L. (2003) : Using Co-teaching as a Means of Facilitating Interprofessional Collaboration in Health and Social Care, Journal of Interprofessional Care 17 (1) : 45-55.

Dennison, R., Dempsey, A. and Rosselli, J. (2014) : Evaluation Beyond Exams in Nursing Education, Springer.

Eisen, M. and Tisdell, E. (2003) : Team Teaching : The Learning Side of the Teaching ― Learning Equation, Essays on Teaching Excellence, 14 (7) : 33-37.

Feldman, K. (1997) : Identifying Exemplary Teachers and Teaching Evidence from Student Ratings, Perry, P. and Smart, J. (eds.) : Effective Teaching in Higher Education : Research and Practice, Agathon Press.

George, M. and Davis-Wiley, P. (2000) : Team Teaching a Graduate Course. Case study : a Clinical Research Study, College Teaching 48 (2) : 75-80.

Goodrich, H. (1996) : Understanding Rubrics, Educational Leadership 54 (4) : 14-17.

Helms, M., Alvis, J. and Willis, M. (2005) : Planning and Implementing Shared Teaching : an MBA Team-Teaching Case Study, Journal of Education for Business 81 (1) : 29-34.

Hofer, B. and Pintrich, P. (1997) : The Development of Epistemological Theories : Beliefs About Knowledge and Knowing and Their Relation to Learning, Review of Educational Research 67 (1) : 88-140.

Huber, M. and Morreale, S. (eds.) (2002) : Disciplinary Styles in the Scholarship of Teaching and Learning : Exploring Common Ground, Stylus Publishing.

Hutchings, P. (2000) : Opening Lines : Approaches to the Scholarship of Teaching and Learning, Carnegie Foundation for the Advancement of Teaching.

Kolb, D. (1984): Experiential Learning—Experience as the Source of Learning and Development, Prentice Hall.

Leavitt, M. (2006): Team Teaching: Benefits and Challenges, Speaking of Teaching, the Center for Teaching and Learning Newsletter, Stanford University 16(1): 1-4.

Lombardo, M. and Eichinger, R. (2010): Career Architect Development Planner, 5th Edition, Lominger.

Mager, R. (1997): Preparing Instructional Objectives, 3rd Edition, Center for Effective Performance.

McDonald, M. (2017): The Nurse Educator's Guide to Assessing Learning Outcomes, 4th Edition, Jones & Bartlett Learning.

McTighe, J. and Wiggins, G. (2004): The Understanding by Design: Professional Development Workbook, Association for Supervision & Curriculum.

McTighe, J. and Wiggins, G. (2013): Essential Questions, Association for Supervision & Curriculum.

Mehrens, W. and Lehmann, I. (1991): Measurement and Evaluation in Education and Psychology, 4th Edition, Holt, Rinehart, and Winston.

Miller, M., Linn, R. and Gronlund, N. (2009): Measurement and Assessment in Teaching, 10th edition, Pearson.

Nilson, L. (2010): Teaching at Its Best: A Research-Based Resource for College Instructors, 3rd Edition, Jossey-Bass.

Nilson, L. (2014): Specifications Grading, Stylus Publishing.

Oermann, M. and Gaberson, K. (2017): Evaluation and Testing in Nursing Education, 5th edition, Springer.

Rubin, S. (1985): Professors, Students and the Syllabus, Chronicle of Higher Education.

Shulman, L. (2000): Conclusion: Inventing the Future, Hutchings, P. (ed.): Opening Lines: Approaches to the Scholarship of Teaching and Learning, Carnegie Foundation for the Advancement of Teaching.

Weimer, M. (2006): Enhancing Scholarly Work on Teaching and Learning, Jossey-Bass.

執筆者プロフィール

- **中井俊樹**[なかい　としき]　編者，1 章，2 章共著，6 章共著，9 章共著，11 章
  愛媛大学教育・学生支援機構　教授

  専門は人材育成論，大学教育論。1998 年に名古屋大学高等教育研究センター助手となり，同准教授などを経て 2015 年より現職。大学教育学会理事および日本高等教育開発協会理事。愛知県看護協会，愛媛県看護協会，岡山県看護協会，香川県看護協会などで研修講師を経験。松山看護専門学校，河原医療大学校などで教育学の授業担当を経験。著書に，『看護のための教育学』(共編著)，『看護現場で使える教育学の理論と技法』(編著)，『シリーズ大学の教授法 3　アクティブラーニング』(編著)，『大学教員準備講座』(共著)，『成長するティップス先生』(共著) などがある。

- **服部律子**[はっとり　りつこ]　編者，10 章
  奈良学園大学保健医療学部看護学科　教授

  専門は母性看護学。京都大学医学部附属病院で助産師として勤務したのち，1994 年京都大学医療技術短期大学部看護学科助手となり，名古屋市立大学看護学部講師，椙山女学園大学看護学部教授などを経て 2016 年より現職。著書に，『周産期ナーシング』(共著)，『新版テキスト母性看護Ⅰ』(共著)，『主体的な生き方を支えるピア・カウンセリング実践マニュアル改訂新版』(共著) などがある。

- **岡田聡志**[おかだ　さとし]　6 章共著，7 章共著
  千葉大学アカデミック・リンク・センター准教授

  専門は高等教育論。2010 年早稲田大学文学学術院助手，2012 年千葉大学大学院医学研究院特任助教，2014 年 4 月千葉大学医学部附属病院特任助教，2014 年 12 月千葉大学高等教育研究機構特任助教，2017 年 4 月千葉大学高等教育研究機構特任准教授を経て，2018 年 4 月より現職。群馬県立県民健康科学大学の看護学教員養成課程で看護学教育評価論の授業を担当。日本医学教育学会学習者評価委員会委員 (2016 年 5 月まで)。著書に，『データによる大学教育の自己改善』(共編著)，『e ポートフォリオ―医療教育での意義と利用法』(分担執筆) などがある。

- **加地真弥**[かじ　まや]　3章共著
  岡山理科大学学部運営事務部学部運営支援課

  専門は英語教育。島根大学大学院教育学研究科教育内容開発専攻修了。島根県内の県立高等学校の常勤講師，愛媛大学教育・学生支援機構特定研究員などを経て，2018年より現職。著書に『看護教育実践シリーズ4 アクティブラーニングの活用』(分担執筆)がある。

- **小林忠資**[こばやし　ただし]　7章共著，8章共著
  岡山理科大学獣医学部　講師

  専門は比較教育，大学教育。名古屋大学高等教育研究センター研究員，愛媛大学教育・学生支援機構特任助教などを経て，2018年より現職。まつかげ看護専門学校，中部看護専門学校，松山看護専門学校などで教育学の授業担当を経験。著書に，『看護教育実践シリーズ3 授業方法の基礎』(共編著)，『看護のための教育学』(共編著)，『シリーズ大学の教授法3 アクティブラーニング』(分担執筆)などがある。

- **嶋﨑和代**[しまざき　かずよ]　8章共著
  中部大学生命健康科学部保健看護学科　講師

  専門は基礎看護学，看護教育。総合病院での呼吸器外科・血液内科病棟，産婦人科病棟，血液浄化センターで勤務。2003年より看護専門学校教員，2011年より中部大学生命健康科学部保健看護学科助手，助教を経て2017年より現職。愛知医科大学認定看護師教育課程講師や愛知県看護協会研修講師を経験。著書に，『看護のための教育学』(分担執筆)，『看護現場で使える教育学の理論と技法』(分担執筆)がある。

- **髙植幸子**[たかうえ　さちこ]　3章共著，5章共著
  椙山女学園大学看護学部　教授

  専門は基礎看護学。2001年三重大学医学部看護学科助手，2005年同助教授，2010年より現職。著書に，『法則探検に出かけよう』(分担執筆)，『事例で学ぶ看護過程PART1』(分担執筆)，『コメディカルのための看護学総論』(分担執筆)などがある。

- **中島英博**[なかじま　ひでひろ]　2章共著，3章共著，5章共著
名古屋大学高等教育研究センター　准教授

　専門は高等教育論。2002年名古屋大学高等教育研究センター助手，2005年三重大学高等教育創造開発センター助教授，2008年名城大学大学院大学・学校づくり研究科准教授，2014年より現職。著書に，『WebCT ―大学を変えるeラーニングコミュニティ』(分担執筆)，『法則探検に出かけよう』(分担執筆)，『大学力を高めるeポートフォリオ―エビデンスに基づく教育の質保証をめざして』(分担執筆)，『シリーズ大学の教授法3 アクティブラーニング』(分担執筆)，『シリーズ大学の教授法1 授業設計』(編著)，『大学のFD　Q & A』(分担執筆)などがある。

- **肥田　武**[ひだ　たけし]　4章
一宮研伸大学看護学部　助教

　専門は教育社会学，教育研究，質的研究。名古屋大学大学院医学系研究科地域医療教育学講座で特任助教を務めたのち2017年より現職。西尾市立看護専門学校，愛知県立総合看護専門学校，愛知医科大学看護学部などで講師を経験。2016年にMEDC(岐阜大学医学教育開発研究センター)による「第62回医学教育セミナーとワークショップ」で招待講演。質的データ分析手法であるSCAT (Steps for Coding and Theorization)による質的研究を継続的に学ぶ。SCATワークショップおよび，医療系研究者のためのプロトコル作成ワークショップで副講師を務めること多数。

索引

欧文

ADDIE モデル　10, 135, 159
ALACT モデル　136, 159
FD (Faculty Development)　144, 167
GIO (General Instructive Objective)　28
GPA (Grade Point Average)　47, 159
MOOC (Massive Open Online Course)　144, 159
OSCE (Objective Structured Clinical Examination)　98, 159
SBO (Specific Behavioral Objective)　29
SMART　46

和文

あ

アクティブラーニング　12, 34, 77, 159
一般目標　28
インストラクショナル・デザイン　10, 159
ウォッシュバック効果　68, 159
演習科目の配列　39
オフィスアワー　50, 160
オムニバス授業　8, 54, 55, 58, 160
　──の成績評価　61

か

下位目標　32
学習活動，授業時間外の　49
学習指導案　3, 160
学習内容の配列　31
学習目標　14, 44, 96
　──，情意領域の　20
　──，精神運動領域の　21
　──，認知領域の　19
　──の数　27
　──の記述に使われる動詞の例　45
　──の例　28, 29, 46, 147
学生の反応　139
学生の理解度　140
拡張的応答問題　87, 160
学力の3要素　18, 160
課題分析　32, 160
価値型課題　109
活動に焦点をあわせた指導　12
カリキュラム　4, 22, 160
看護技術　94
看護師国家試験　25
観察　103
　──による評価　74, 95
完成法　86, 160
寛大効果 (寛容効果)　78, 160
技術的熟達者　135, 161
技術到達目標　96
期末テストの結果　142
逆向き設計　11, 13, 161
客観的臨床能力試験　98, 159
客観テスト　73, 81, 161
　──の長所と短所　82
キャリーオーバー効果　78, 115, 161
教育性　75, 107
教育能力　143
教育評価の目的　134
教育目標の分類，ブルームの　19
共同授業 (チーム授業)　55, 62, 165
記録型課題　109
組み合わせ法　84, 161
グループによる成果物の評価　118
計画型課題　109
経験学習のモデル　136
形成的評価　70, 76, 114, 161

181

厳格効果　78
限定的応答問題　87, 161
公開用シラバス　41
口頭でのテスト　104
公平性　75
合理的配慮　75
コース　2
個人内評価　73, 162
コマシラバス　51
コルブの経験学習モデル　136

さ

最終回の授業　38
再生形式　81, 162
再認形式　81, 162
細目積み上げ方式　80
シーケンス　30, 162
自己評価　71, 103, 117, 162
実技テスト　73, 94
　——の運営　99
　——の課題　95
　——の実施要項　100
　——の評価　100
　——の方法　97
実行可能性　76
実習室　39
実習要綱　3
授業　2
　——, 複数教員による　53
　——の目的　43
　——の録画　140
授業改善　135
授業カンファレンス　143, 162
授業計画　48
　——の例　148
授業研究　136, 163
授業時間外の学習活動　49
授業時間外の課題　140
授業設計　3

　——の理論　10
授業動画　144
授業評価アンケート　71, 135, 142, 163
　——のシートの例　154
授業要綱　3
受講ルール　50
情意領域　18, 20, 46, 163
　——の学習目標　20
　——の学習目標の記述に使われる動詞　45
少数大課題設定方式　80
初回の授業　38
初回配付用シラバス　41
　——の例　147
シラバス　3, 6, 9, 40, 163
　——に盛り込む項目の例　43
診断的評価　70, 163
信頼性　75, 89, 163
スコープ　30, 163
成果物　73, 107
　——による評価の特徴　107
　——の評価　110
　——の評価, グループによる　118
正誤法　75, 81, 140, 163
省察的実践家　135, 163
精神運動領域　18, 20, 46, 164
　——の学習目標　21
　——の学習目標の記述に使われる動詞　45
成績の評定　47
成績評価　16, 46, 66
　——, オムニバス授業の　61
セッション　2
絶対評価　18, 72, 164
説明型課題　109
総括的評価　70, 164
相互評価　72, 103, 164
相対評価　72, 164

た

大学設置基準　3, 40, 144, 164
対話による評価　74
多肢選択法　83, 140, 164
他者評価　71, 164
妥当性　75, 164
ダニング・クルーガー効果　71, 165
単位互換制度　9, 165
単位認定　9, 165
単元　31, 165
単純再生法　85, 165
チーム授業　55, 62, 165
　―― の課題　64
チェックリスト　77, 103, 121
　―― の作成方法　121
　―― の例　122, 125
　―― の例，レポート提出前の　112
チューター参加型　54
調査型課題　110
詰め込み型の授業　12
ティーチングポートフォリオ　8, 145, 165
　―― の例　155
ティーム・ティーチング (チーム授業)
　　　　　　　　　　　　55, 62, 165
ディプロマ・ポリシー　22, 165
テスト　79, 94
　――，口頭での　104
到達目標　17, 29, 165
度数分布表　166

な

並び替え法　84, 166
日常的な評価　77
認証評価　9, 166
認知バイアス　78, 115, 166
認知領域　18, 19, 46, 166
　―― の学習目標　19
　―― の学習目標の記述に使われる動詞
　　　　　　　　　　　　　　　　45

は

発問　77, 166
ハロー効果　78, 115, 166
反省的実践家 (省察的実践家)　135, 163
ピア評価 (相互評価)　72, 103, 164
ピア・レスポンス　117, 166
筆記テスト　73, 79
評価　67, 120
　――，観察による　74, 95
　――，実技テストの　100
　――，成果物による　73, 107
　――，対話による　74
　――，ポートフォリオによる　74
　―― の影響力　67
　―― の構成要素　68
　―― の尺度　129
　―― の方針　77
評価基準　69, 72, 102, 110, 120
　―― の例，看護計画立案の　111
評価項目　100
評価主体　69
評価対象　69
評価方法　69, 73
評価目的　69
評定の分布　47
ファカルティ・ディベロップメント
　　　　　　　　　　　　144, 167
フィードバック　116, 120, 167
フォーカスグループ　139, 167
複数教員による授業　53
不正行為の防止　90
双子の過ち　12, 167
振り返り　138
　―― の時間　38
ブルームの教育目標の分類　19
並行授業型　54
方向目標　17, 167
ポートフォリオ　167
ポートフォリオ評価　74

本質的な問い　23, 167
　―― の例　24

ま

ミニッツペーパー　139, 167
メタ認知　71, 168
網羅に焦点をあわせた指導　12
目標設定理論　15, 168

ら

ルーブリック　61, 77, 89, 103, 124, 168
　―― の作成方法　126
　―― の例　127, 152
レディネス　70, 168
レポート　107
　―― を評価するためのルーブリックの例　127
レポート提出前のチェックリストの例　112

論述テスト　73, 86, 108, 168
　―― の採点　88